Arbeitsmaterial für Betreuungsassistenten

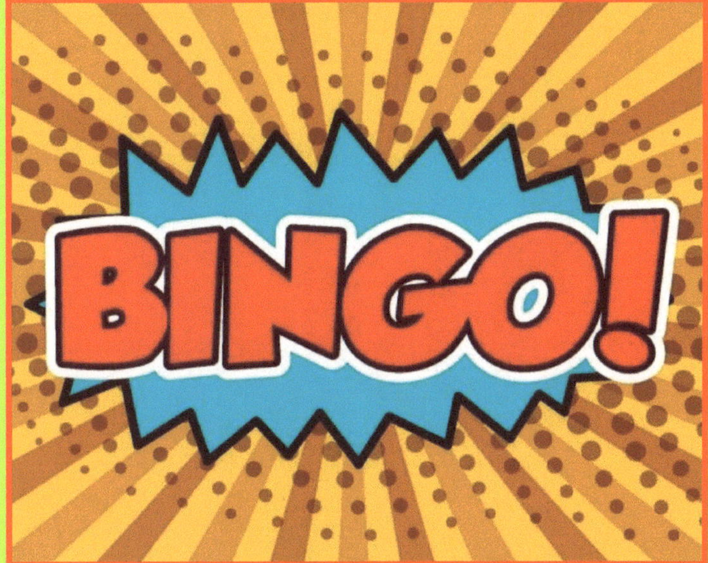

Senioren BINGO

Thema: Waldausflug

Copyright © 2018 by Denis Geier
Herstellung und Verlag: CreateSpace, USA,
ISBN-13: 978-1727523171
ISBN-10: 1727523172

Autor: Denis Geier, Buchcover Foto: © envato.com/ half-point, Buchcover „kleines" Foto: © envato.com/ halfpoint, Illustration Seite 1: © Can Stock Photo / grgroup, Foto Seite 2 © envato.com/ halfpoint, Illustration Seite 5,7,9,11,13,15,17, 19,21,23,25, 27, 29, 31, 33, 35, 37, 39, 41, 43, 45, 47, 49, 51, 53, 55 © envato.com/ thedighital, Illustration Seite 28, 30, 32,34, 36 ,38, 40,42,44,46,48,50,52,54,56 © envato.com/ masastarus.,Fotos Seite 3: © Denis Geier.

Sie finden uns im Internet unter:
www.Senioren-Bingo-Spiel.de
oder
www.AktivierungsCoach.de

Das altbekannte Bingo-Spiel gehört zu den wahrscheinlich beliebtesten Beschäftigungsspielen in Senioreneinrichtungen und wird dort auch heute noch, mit viel Begeisterung, immer wieder gerne gespielt. Senioren haben an so einem Bingo-Nachmittag oder -Abend meist sehr viel Spaß, da die Abläufe und die Regeln allen Teilnehmern meistens schon bekannt sind. Dadurch kann mit dem Spielen ohne große Einweisung sofort begonnen werden.

Doch obwohl der Spielverlauf jedem bekannt ist, fördert und fordert das Bingo-Spiel dennoch jeden Bewohner jedes Mal wieder aufs Neue. So wird durch diese Aktivität unbewusst die Konzentrationsfähigkeit, die Wahrnehmung und die Reaktionsfähigkeit der teilnehmenden Senioren trainiert. Bingo ist also ein wunderbarer Spielspaß mit positiven Gedächtnistrainingseigenschaften, der sich sogar für Menschen im Frühstadium einer Demenzerkrankung noch wunderbar eignet. Nutzen Sie deshalb als Betreuungskraft bzw. Alltagsbegleiter/-in dieses bekannte und unkomplizierte Spiel einfach einmal für Ihre eigene Senioren-Aktivierungsspielrunde aus und präsentieren Sie so, unterstützt durch unsere kleine Senioren-Bingo-Vorlagen-Heftreihe, diesen lustigen Freizeitspaß in Ihrer Einrichtung. Schnell werden Sie feststellen, dass ein einfaches, seniorengerechtes Bingo-Spiel sich stets einer großen Beliebtheit erfreuen wird.

In jedem Vorlagenbuch finden Sie dazu farbige, großformatige Bingo-Karten sowie Bildkarten.

Vorbereitung für eine Seniorengruppe von 15 Teilnehmern

Als Erstes empfehlen wir Ihnen die zusätzliche Anschaffung von folgendem spielenotwendigen Zubehör, da dieses Zubehör nicht in unseren Vorlagenheften enthalten ist.

Zusätzlich zu unserem Bingo-Vorlagenheft mit Bingo-Karten und Bingo-Bildkarten benötigen Sie:

15 **Klarsichthüllen** zum Einschieben der von Ihnen ausgeschnittenen Bingo-Karten. 15 abwischbare **Marker-Stifte** oder **Whiteboardmarker** zum Markieren der in Klarsichthüllen geschobenen Bingo-Karten. (Dadurch ist eine langfristigere Nutzung der Karten möglich. Falls Sie aber sogar ein Laminiergerät besitzen, können Sie die Bingo-Karten selbstverständlich auch sehr gerne laminieren. Dies ist sogar noch besser, als die Karten nur in Klarsichthüllen zu schieben.)

Nachdem Sie alle zusätzlichen Materialien besorgt haben, schneiden Sie bitte sämtliche Vorlagen aus diesem Heft fein säuberlich aus. Danach stecken Sie die Bingo-Karten-Vorlagen jeweils einzeln in eine Klarsichthülle und verschließen diese anschließend mit einem Klebestreifen. Die Bildkarten werden nun gemischt (wie bei einem Kartenspiel) und danach gestapelt und verdeckt vor dem Spielleiter abgelegt. Nun verteilen Sie bitte jeweils eine Bingo-Karte und einen abwischbaren Marker-Stift an jeden Bewohner, der mitmachen möchte. Fragen Sie dann Ihre Teilnehmer, ob jeder mit den Bingo-Regeln vertraut ist. Wenn ja, beginnen Sie die Bingo-Runde, wenn nein, erklären Sie die Spielregeln leicht verständlich mit Ihren eigenen Worten und natürlich auch das Ziel des Spieles. Haben alle Anwesenden Ihre Ausführungen verstanden, können Sie beginnen.

Wichtig: Geben Sie den Teilnehmern während des Bingo-Spiels immer genügend Zeit, um das Bild der gezogenen Bildkarte auf dem Bingo-Schein zu suchen. (Achtung Symbole/ Bilder können mehrmals auf einem Bingo-Schein vorhanden sein).

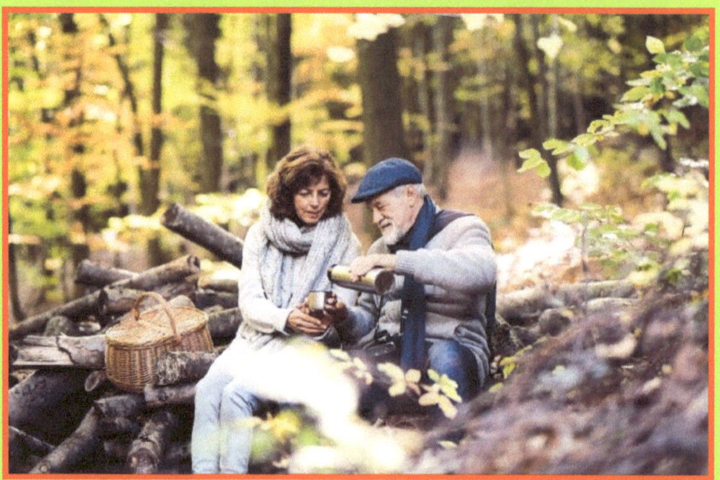

Kurzversion Bingo-Spielregeln

Jeder Teilnehmer erhält eine Bingo-Karte und einen abwischbaren Marker-Stift. Der Spielleiter zieht nun nach Spielstart die oberste Bildkarte des verdeckten Kartenstapels (diese Karten wurden vor Spielbeginn gründlich gemischt). Diese Karte zeigt er den Teilnehmern, außerdem sagt er, was auf der Karte zu sehen ist. Nun suchen die Bewohner auf ihrer Bingo-Karte nach einem identischen Bild. Befindet sich so ein Bild auf der Bingo-Karte, wird dieses Bild mit dem Stift markiert, zum Beispiel mit einem Kreis oder Kreuz. Während der gesamten Zeit wird die gezogene Bildkarte vom Spielleiter bzw. vom Betreuer gut sichtbar gezeigt. Haben alle Teilnehmer ihre Bingo-Karten überprüft, wird diese gezogenen Bildkarte zur Seite gelegt und eine weitere Bildkarte gezogen. Der Spielablauf wiederholt sich nun wieder. Hat jemand alle Bilder auf seiner Bingo-Karte gefunden, muss dieser Senior laut „Bingo" in die Seniorenrunde rufen. Dieser Spieler ist der Gewinner und erhält für seinen Sieg einen kleinen Applaus von den anderen Teilnehmern.

Achtung: Falls alle Bildkarten gezogen wurden und kein Bewohner das Spiel beenden konnte, wird die Runde ohne einen Sieger beendet.
Sie können das Spiel natürlich auch in einer anderen Variante spielen. So kann zum Beispiel auch der Sieger des Bingo-Spieles sein, wer als Erstes eine Reihe waagerecht, senkrecht oder diagonal auf seiner Bingo_Karte vollständig hat. Wir empfehlen Ihnen aber die erste Variante, bei der alle Bilder der Karte gefunden werden sollen.

Wichtig: Erklären Sie unbedingt vor Spielstart, was das Ziel des Spieles ist, um zu gewinnen.

Empfehlung: Nach dem Spiel sammeln Sie bitte alle Bingo-Karten wieder ein und reinigen Sie diese Karten sofort sorgfältig. Sie entfernen also mit einem trockenen Lappen die Beschriftungen Ihrer Teilnehmer von den Karten in den Klarsichthüllen. Dadurch können Sie beim nächsten Mal die Bingo-Karten sofort wieder einsetzen.

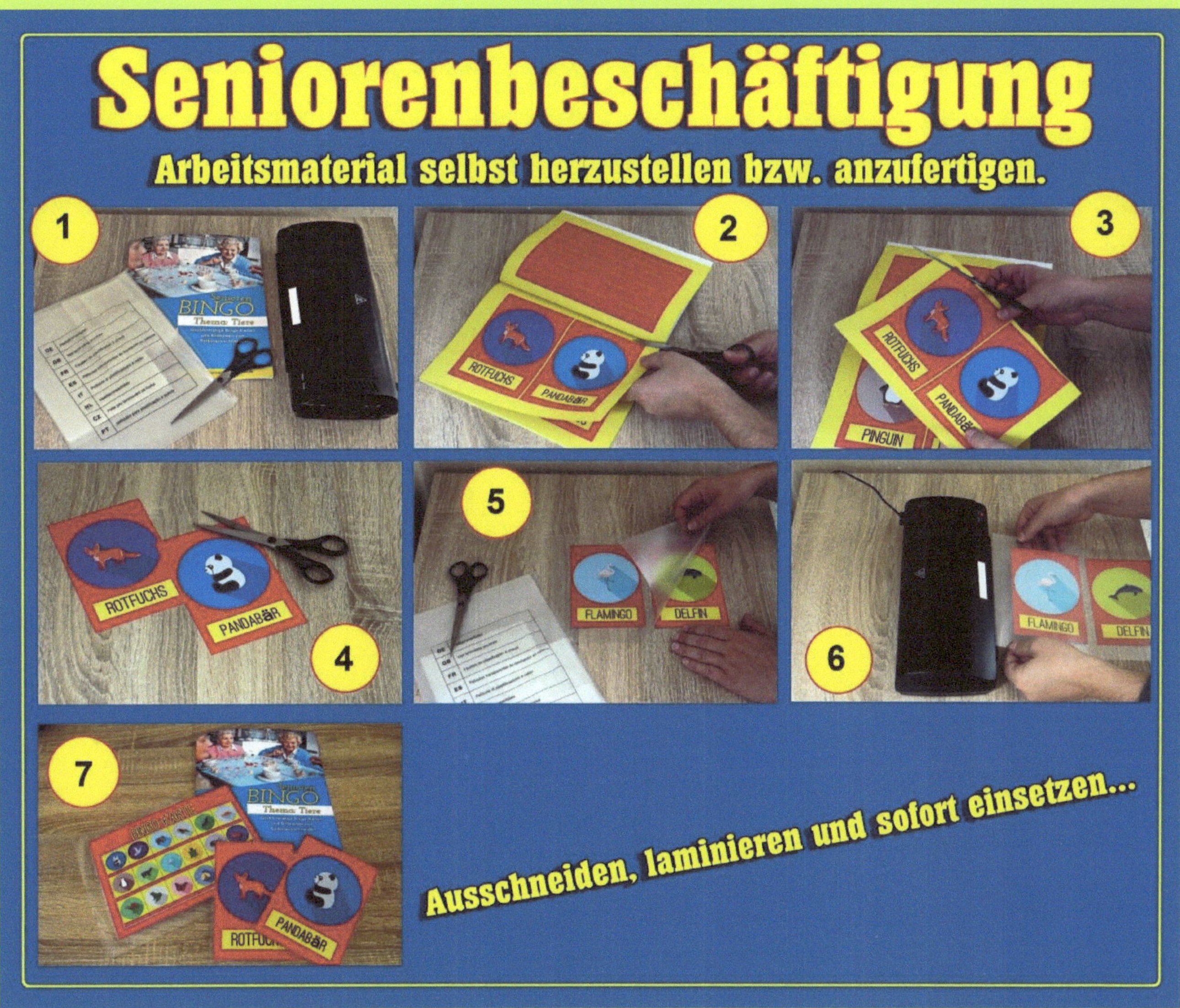

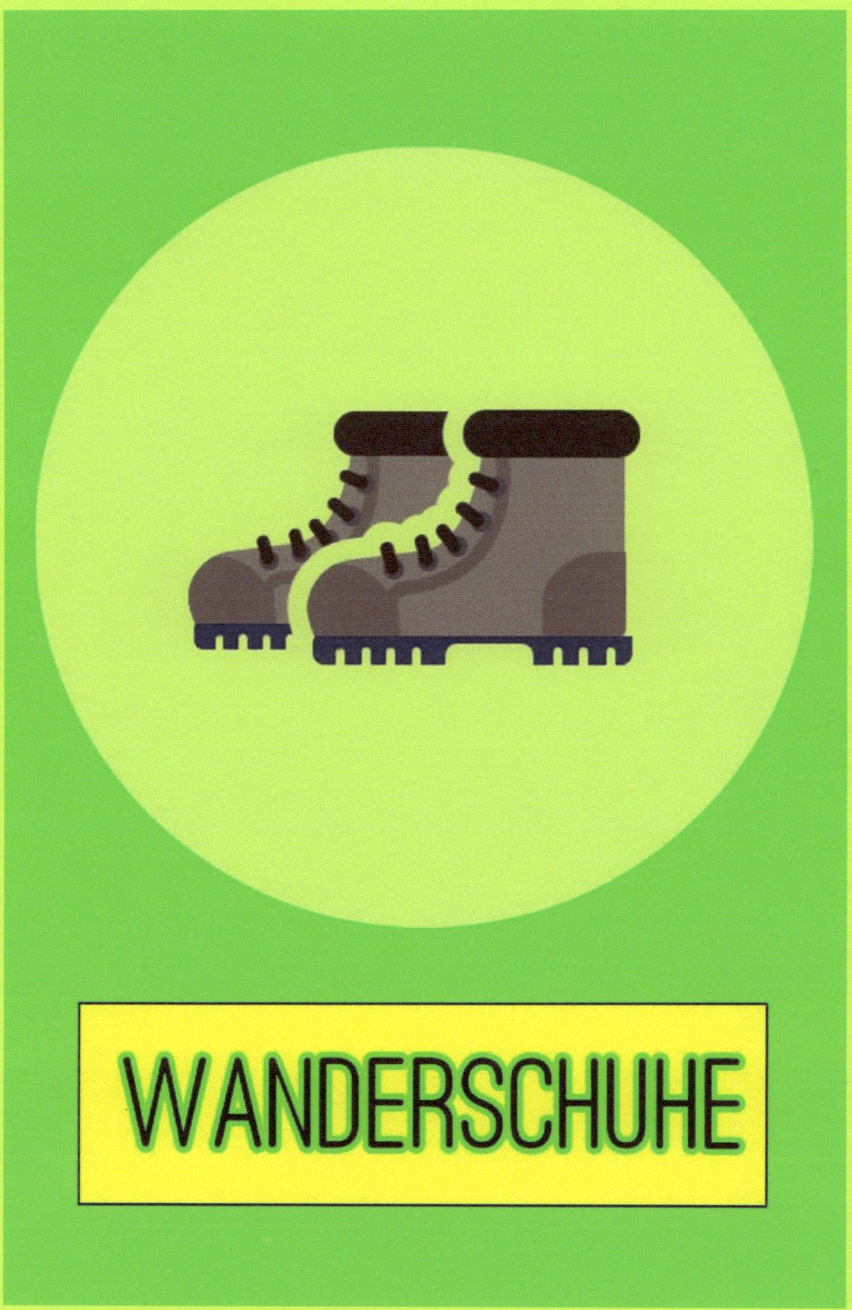

WANDERSCHUHE

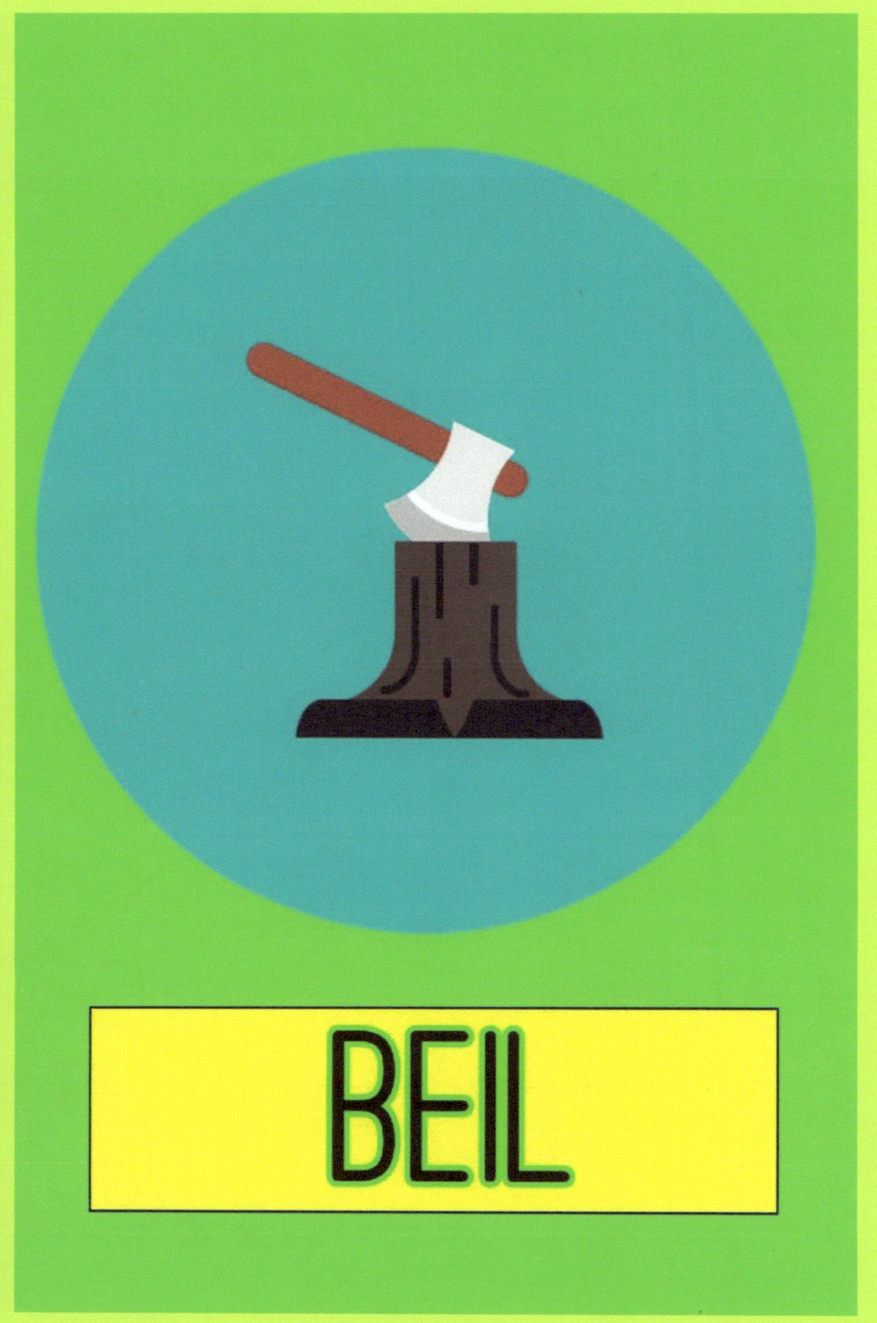

BEIL

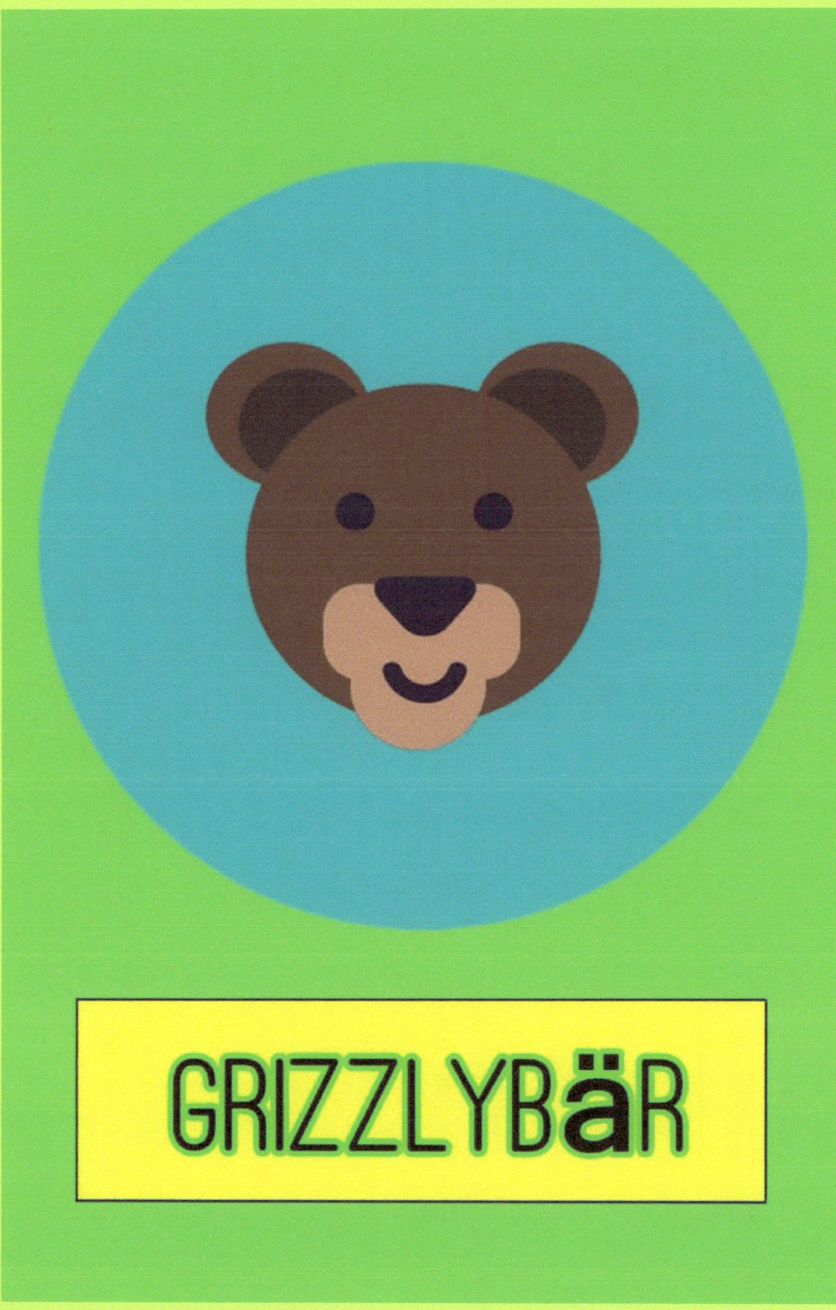

GRIZZLYBÄR

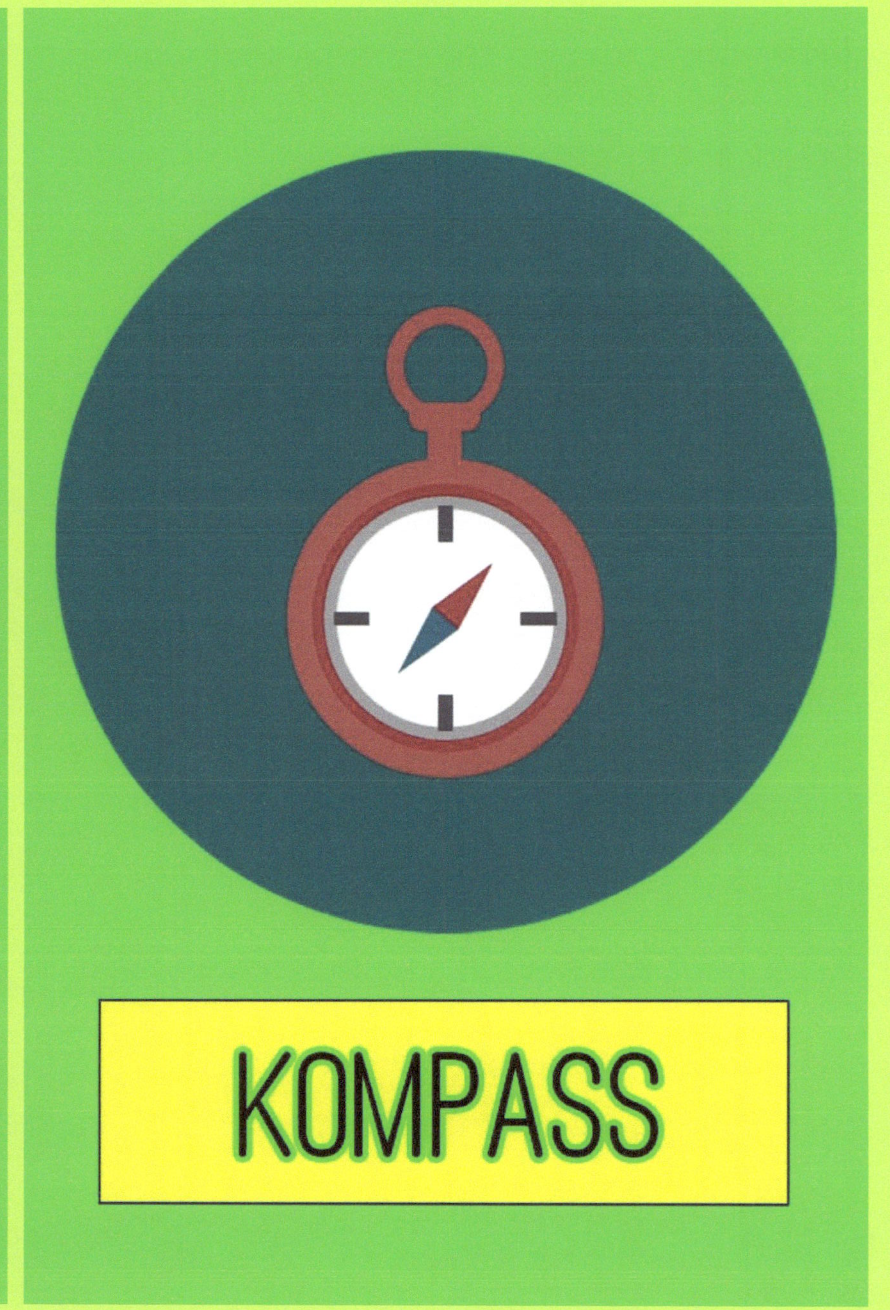

KOMPASS

SENIOREN-BINGO-SPIEL.DE SENIOREN-BINGO-SPIEL.DE

SENIOREN-BINGO-SPIEL.DE SENIOREN-BINGO-SPIEL.DE SENIOREN-BINGO-SPIEL.DE

SENIOREN-BINGO-SPIEL.DE SENIOREN-BINGO-SPIEL.DE

SENIOREN-BINGO-SPIEL.DE SENIOREN-BINGO-SPIEL.DE SENIOREN-BINGO-SPIEL.DE

SENIOREN-BINGO-SPIEL.DE SENIOREN-BINGO-SPIEL.DE

SENIOREN-BINGO-SPIEL.DE SENIOREN-BINGO-SPIEL.DE SENIOREN-BINGO-SPIEL.DE

SENIOREN-BINGO-SPIEL.DE SENIOREN-BINGO-SPIEL.DE

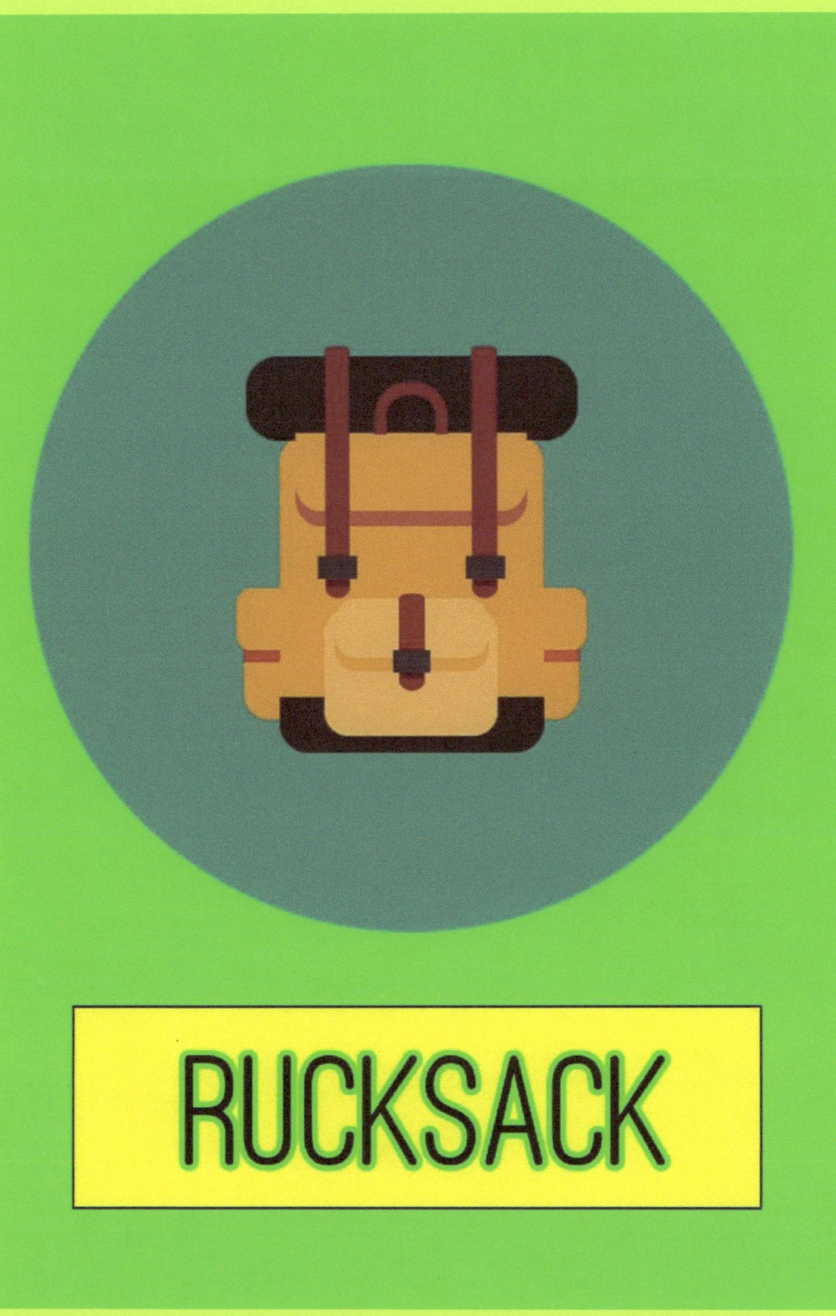

RUCKSACK

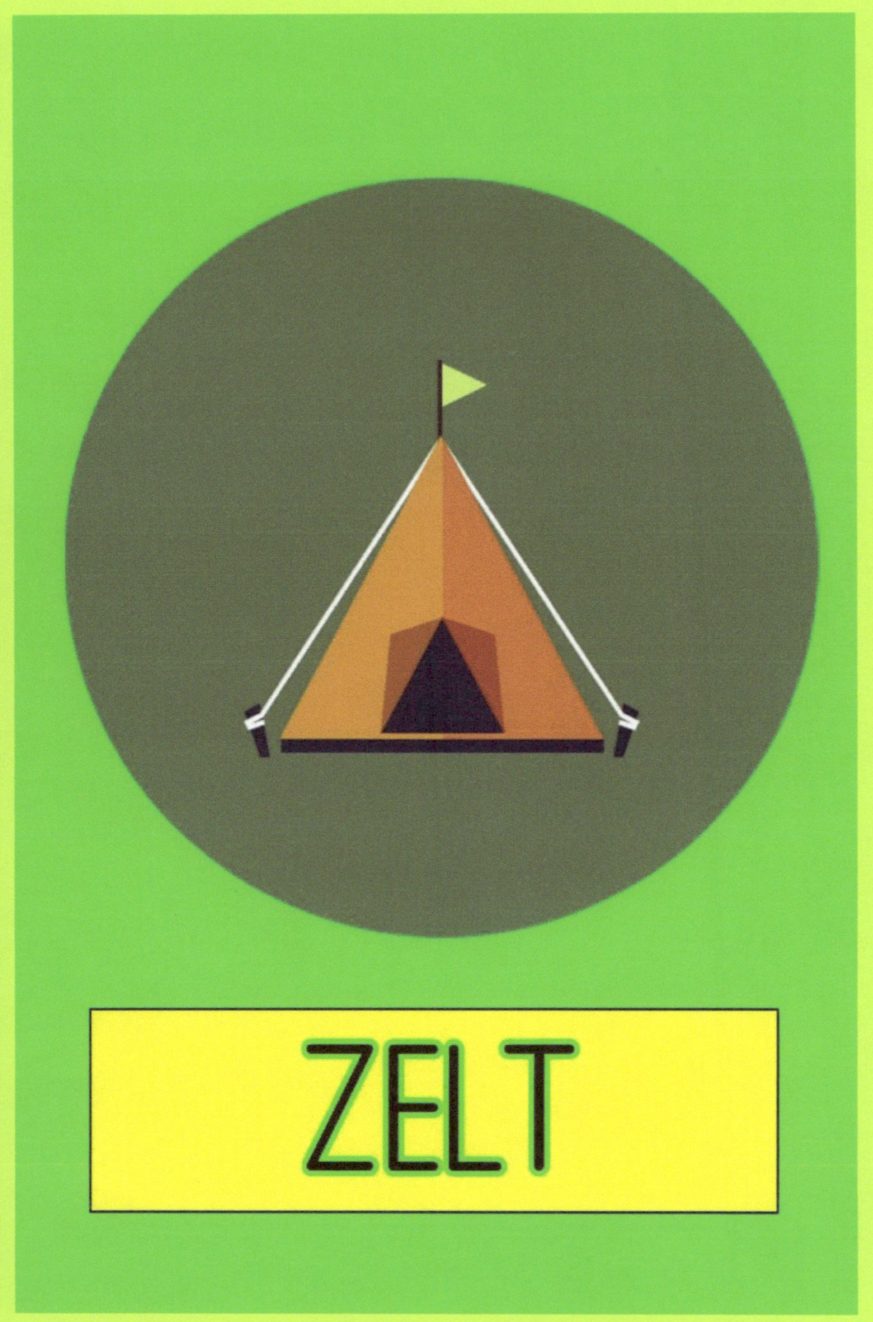

ZELT

SENIOREN-BINGO-SPIEL.DE

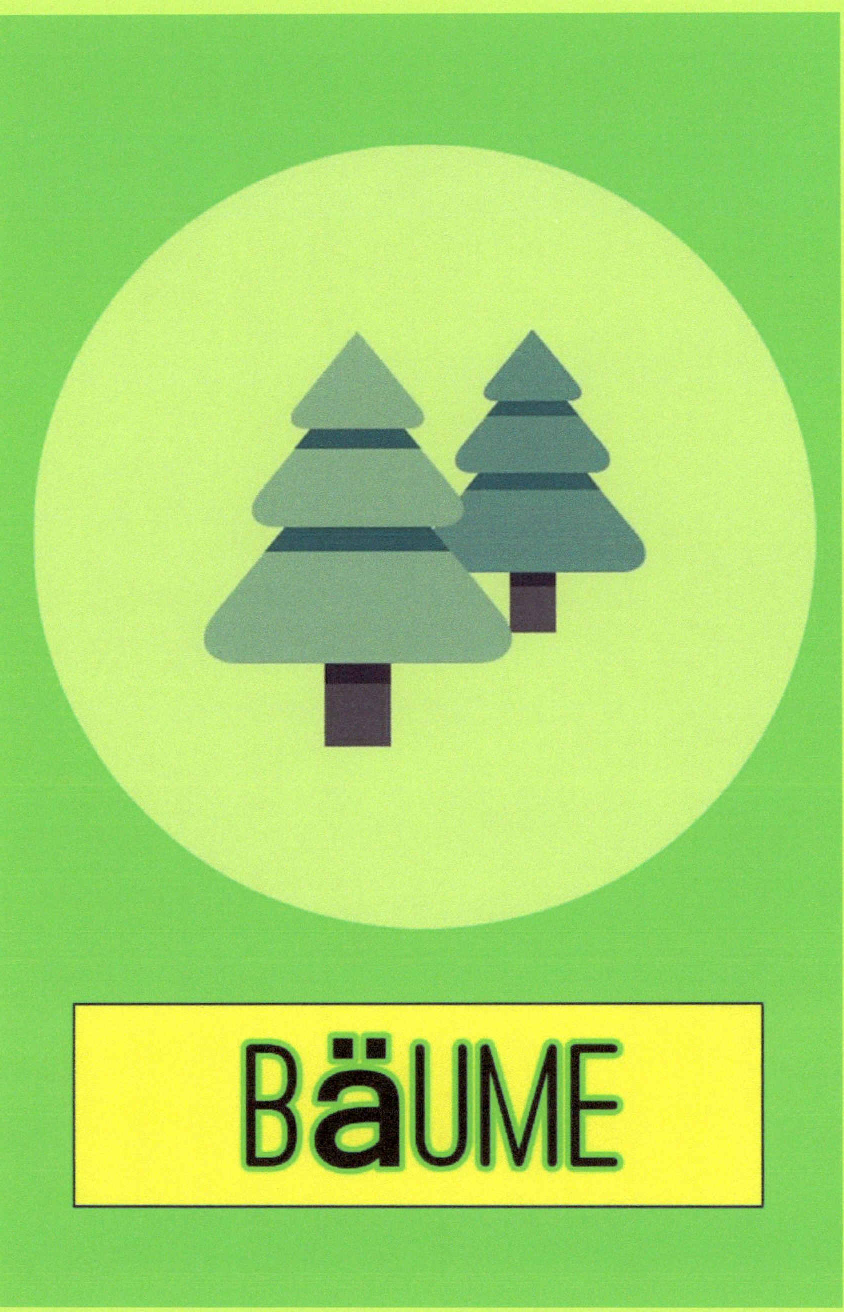
BÄUME

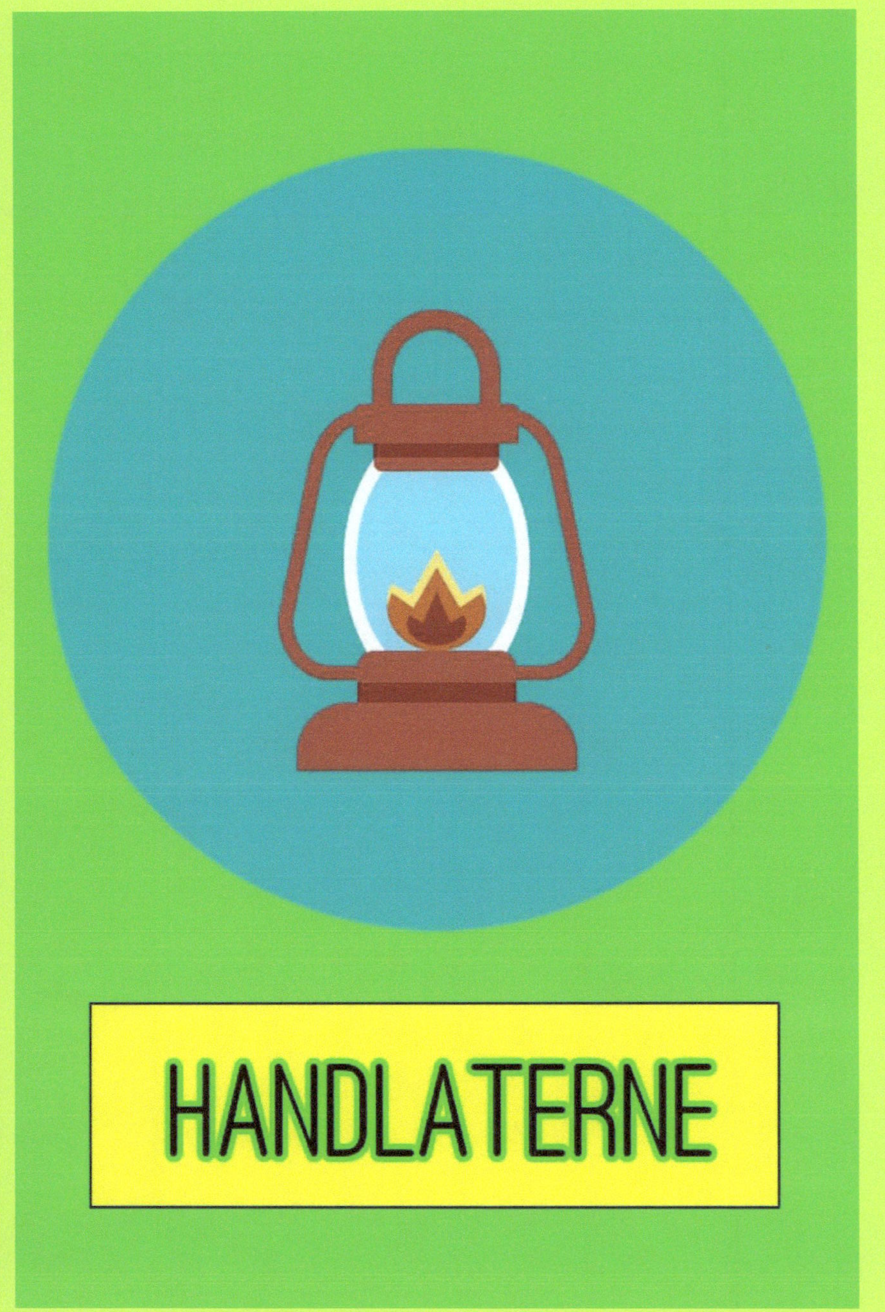
HANDLATERNE

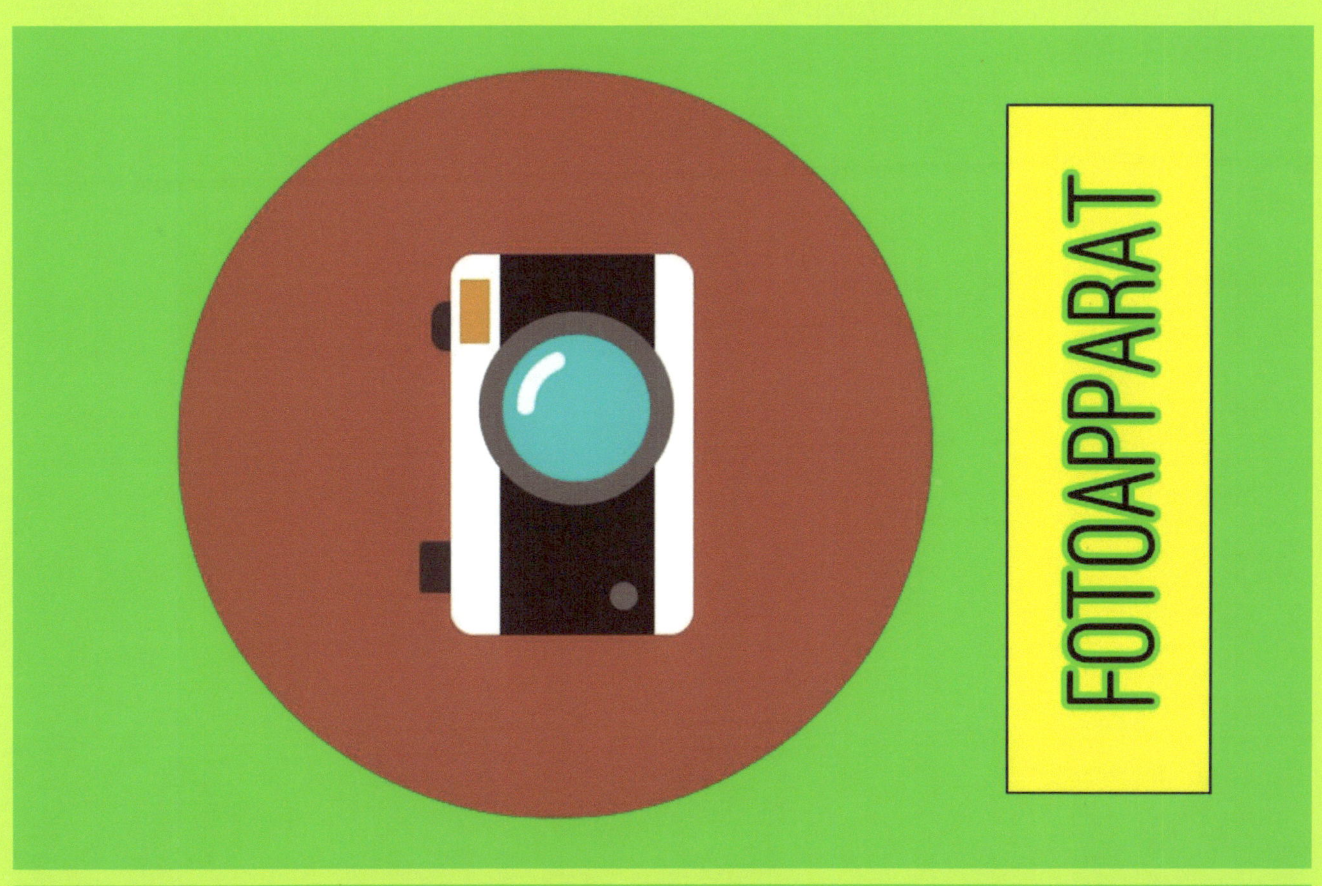

FOTOAPPARAT

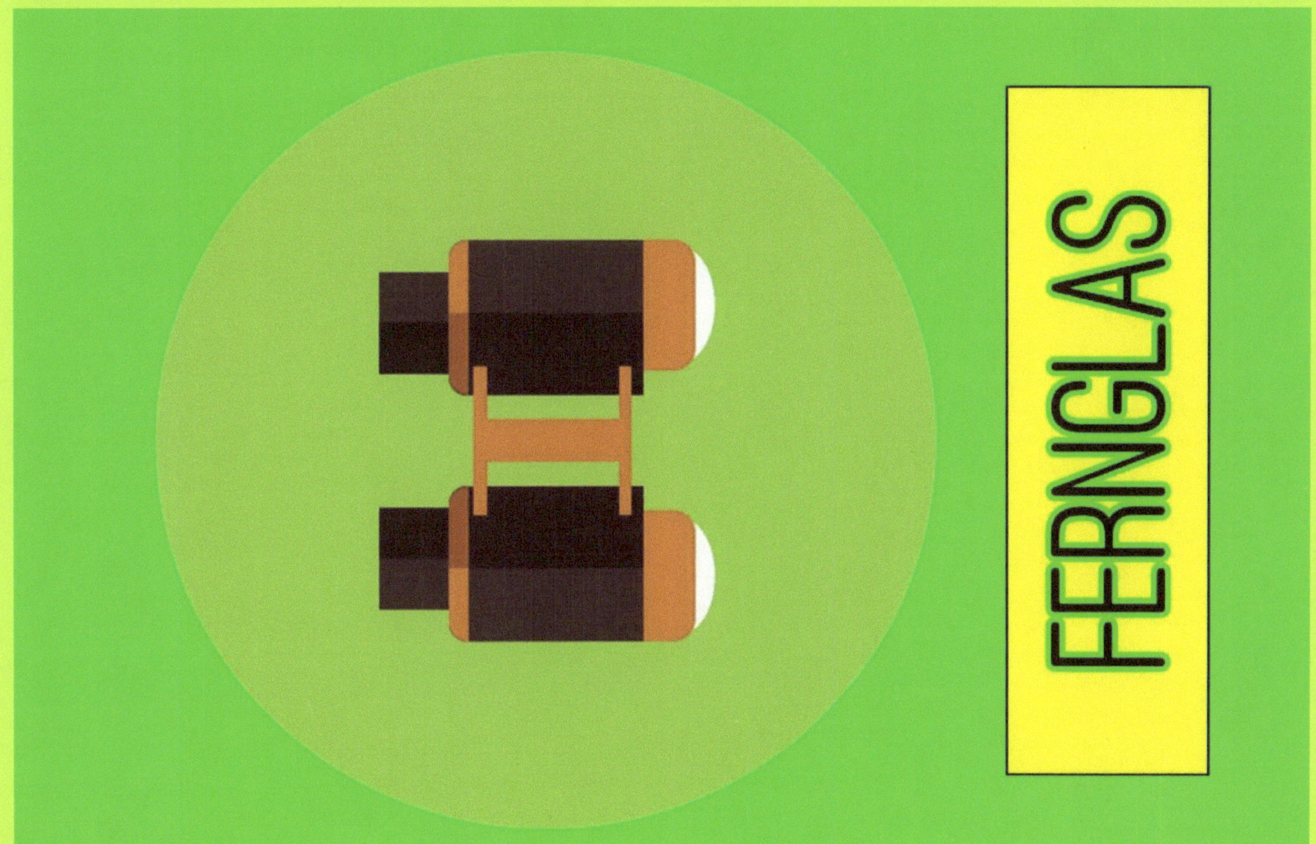

FERNGLAS

SENIOREN-BINGO-SPIEL.DE SENIOREN-BINGO-SPIEL.DE

SENIOREN-BINGO-SPIEL.DE SENIOREN-BINGO-SPIEL.DE SENIOREN-BINGO-SPIEL.DE

SENIOREN-BINGO-SPIEL.DE SENIOREN-BINGO-SPIEL.DE

SENIOREN-BINGO-SPIEL.DE SENIOREN-BINGO-SPIEL.DE SENIOREN-BINGO-SPIEL.DE

SENIOREN-BINGO-SPIEL.DE SENIOREN-BINGO-SPIEL.DE

SENIOREN-BINGO-SPIEL.DE SENIOREN-BINGO-SPIEL.DE SENIOREN-BINGO-SPIEL.DE

SENIOREN-BINGO-SPIEL.DE SENIOREN-BINGO-SPIEL.DE

Illustration Vorderseite© envato.com/ thedighital / Copyright © 2018 by Denis Geier

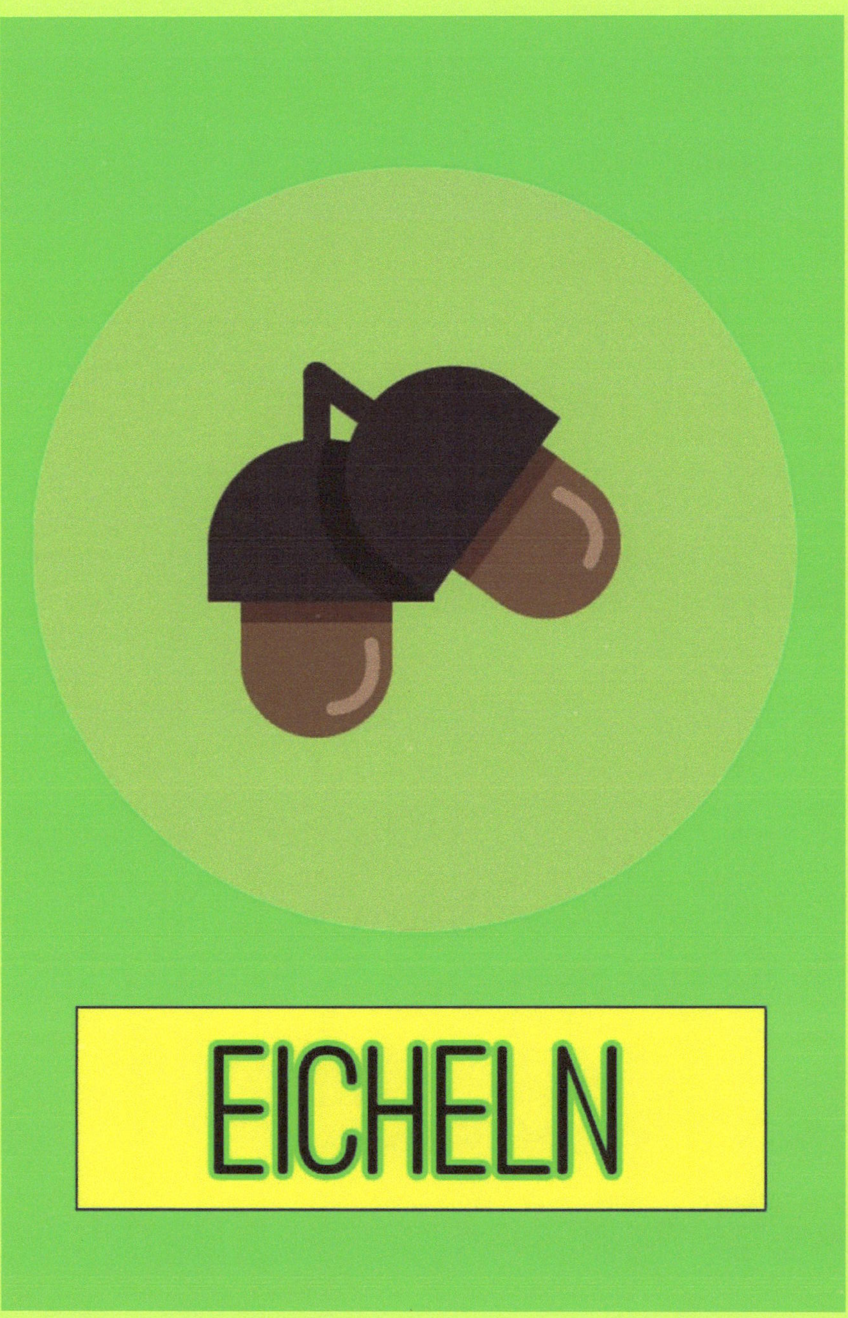
EICHELN

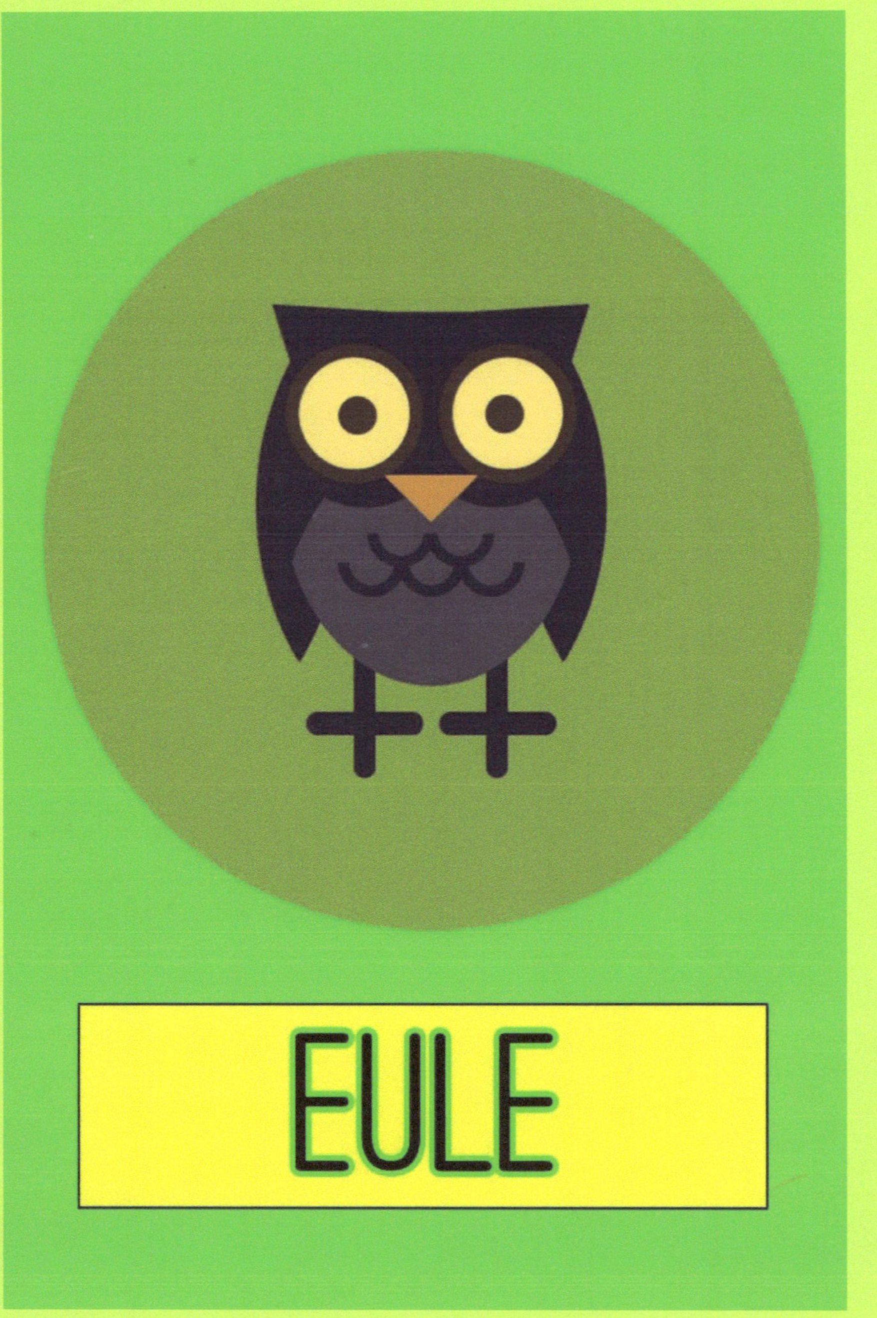
EULE

SENIOREN-BINGO-SPIEL.DE

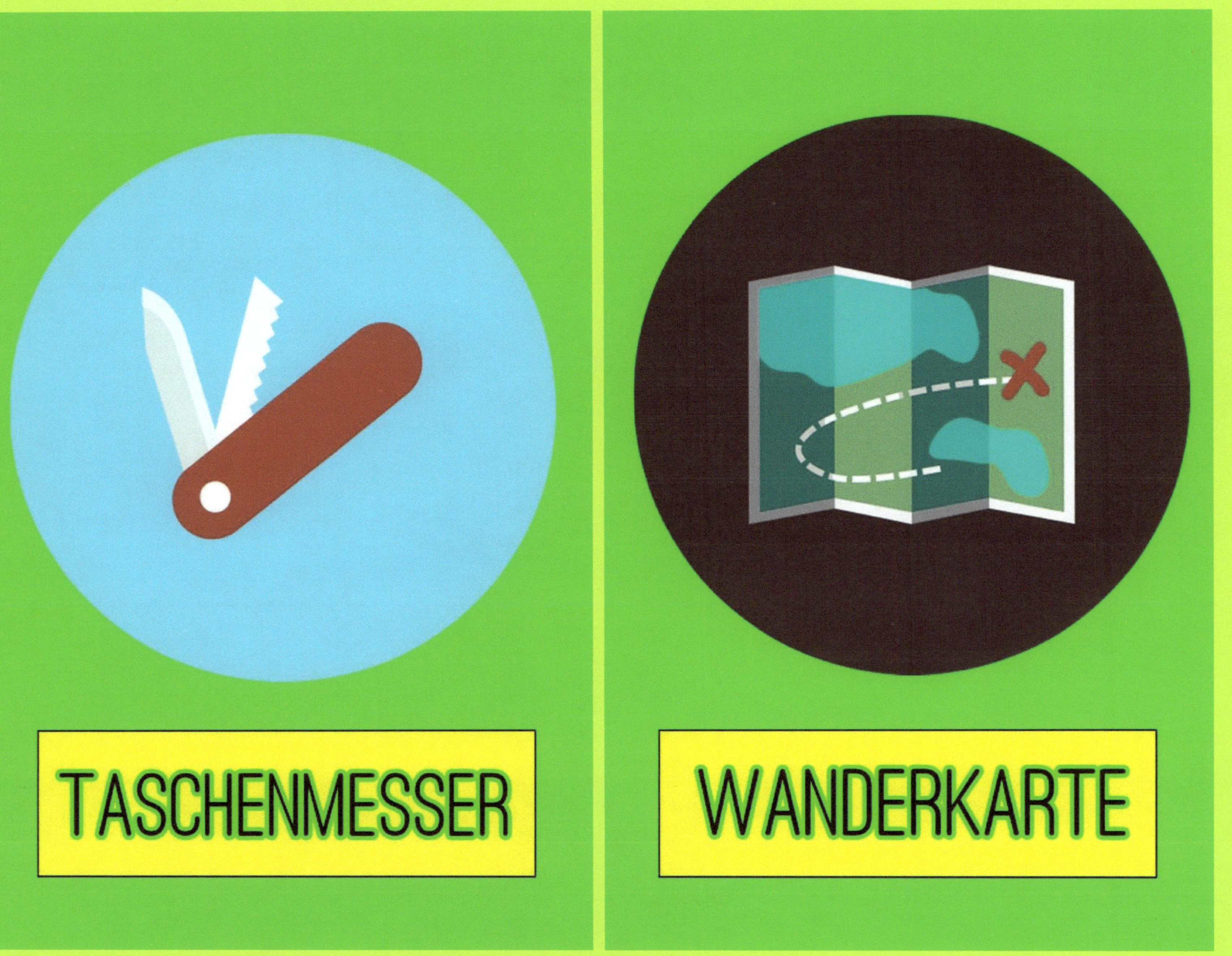

TASCHENMESSER
WANDERKARTE

SENIOREN-BINGO-SPIEL.DE

SENIOREN-BINGO-SPIEL.DE

SENIOREN-BINGO-SPIEL.DE

SENIOREN-BINGO-SPIEL.DE

SENIOREN-BINGO-SPIEL.DE

SENIOREN-BINGO-SPIEL.DE

SENIOREN-BINGO-SPIEL.DE

SENIOREN-BINGO-SPIEL.DE

SENIOREN-BINGO-SPIEL.DE

SENIOREN-BINGO-SPIEL.DE

SENIOREN-BINGO-SPIEL.DE

SENIOREN-BINGO-SPIEL.DE

SENIOREN-BINGO-SPIEL.DE

SENIOREN-BINGO-SPIEL.DE

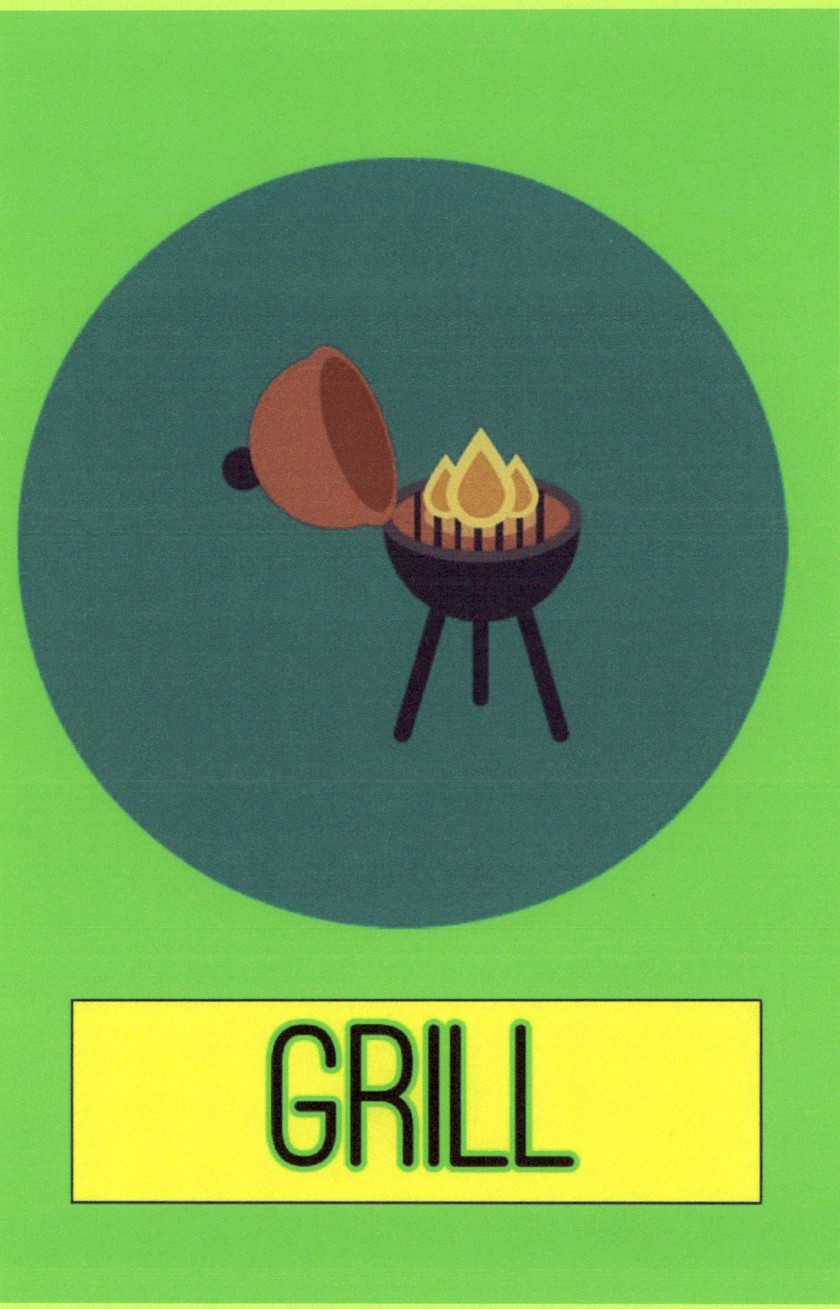

GRILL

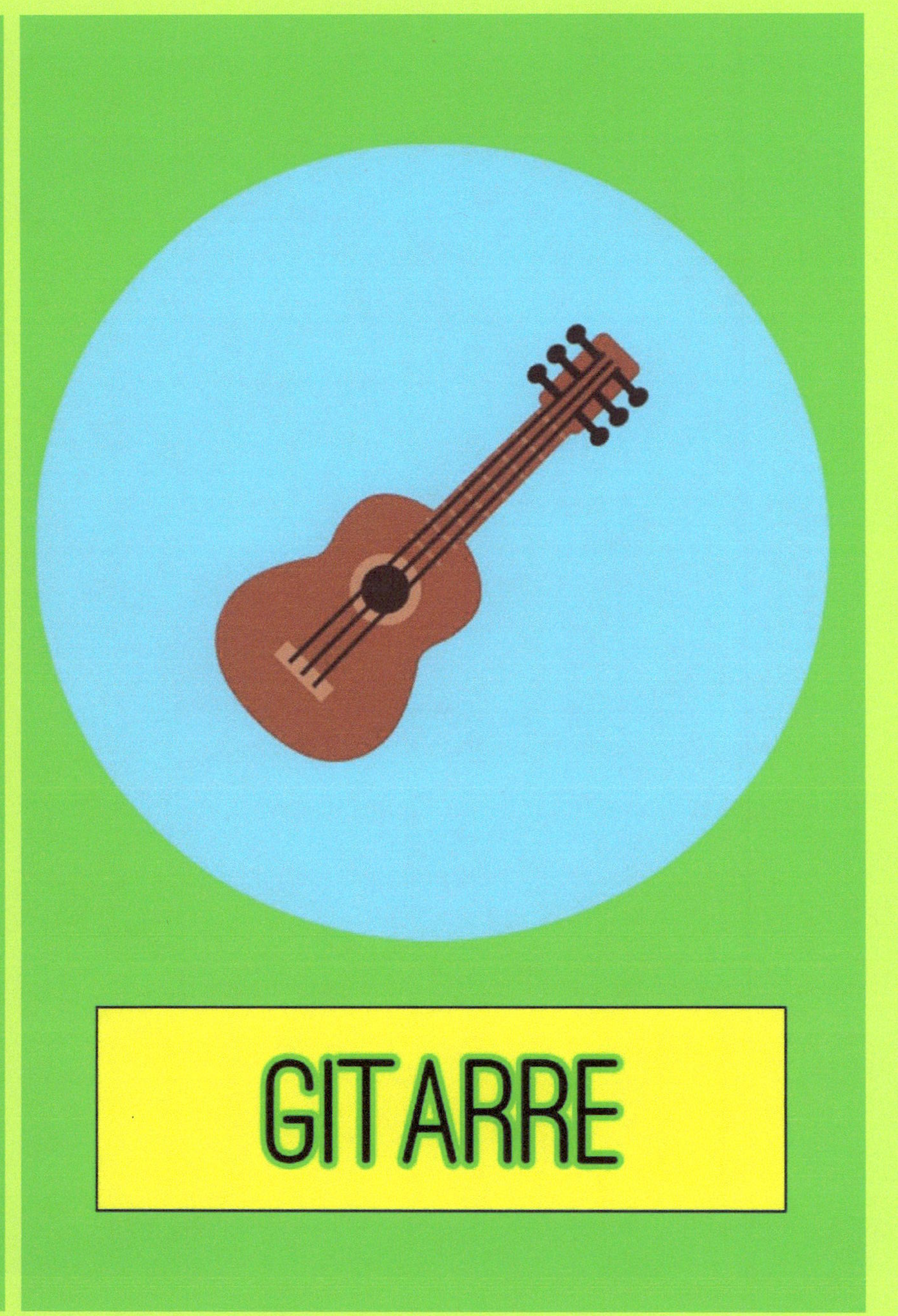

GITARRE

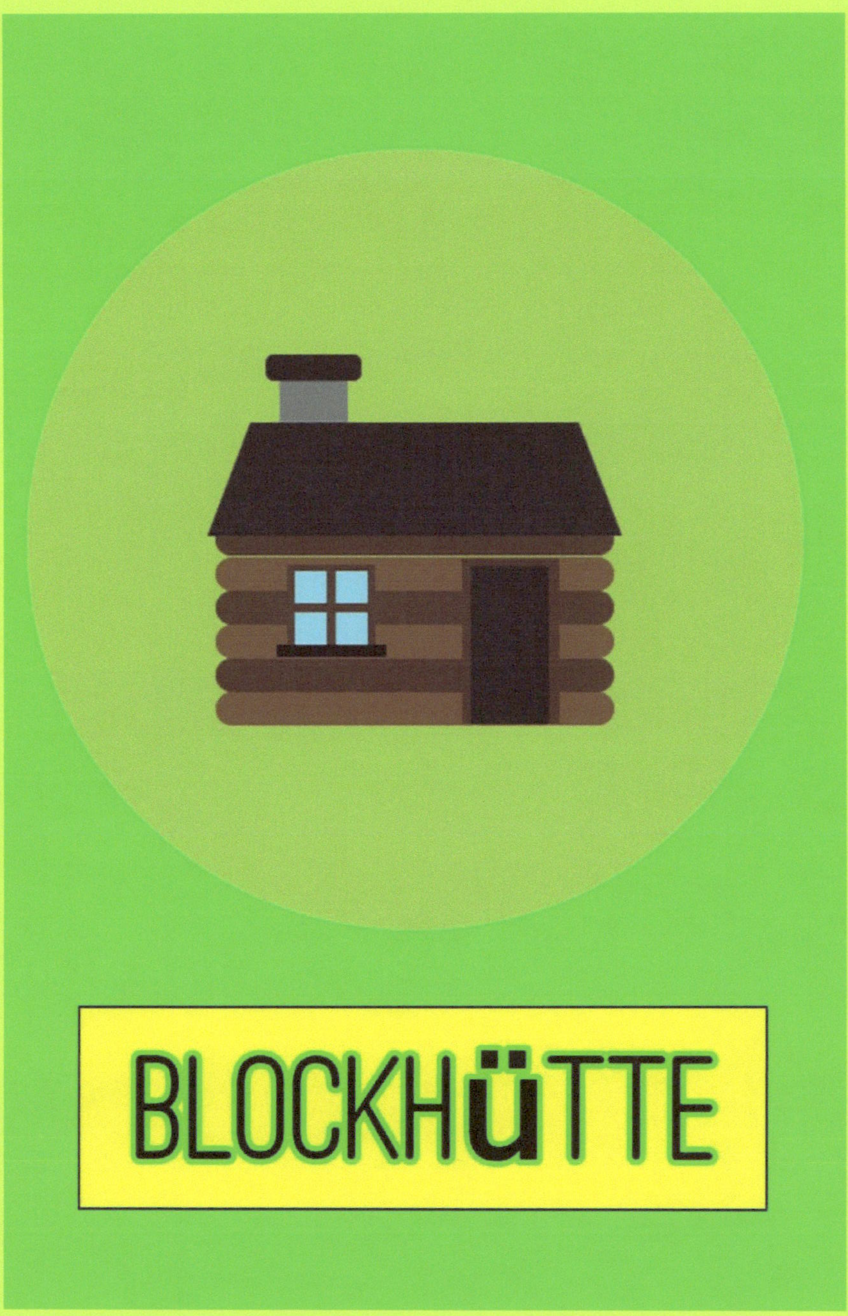

BLOCKHÜTTE

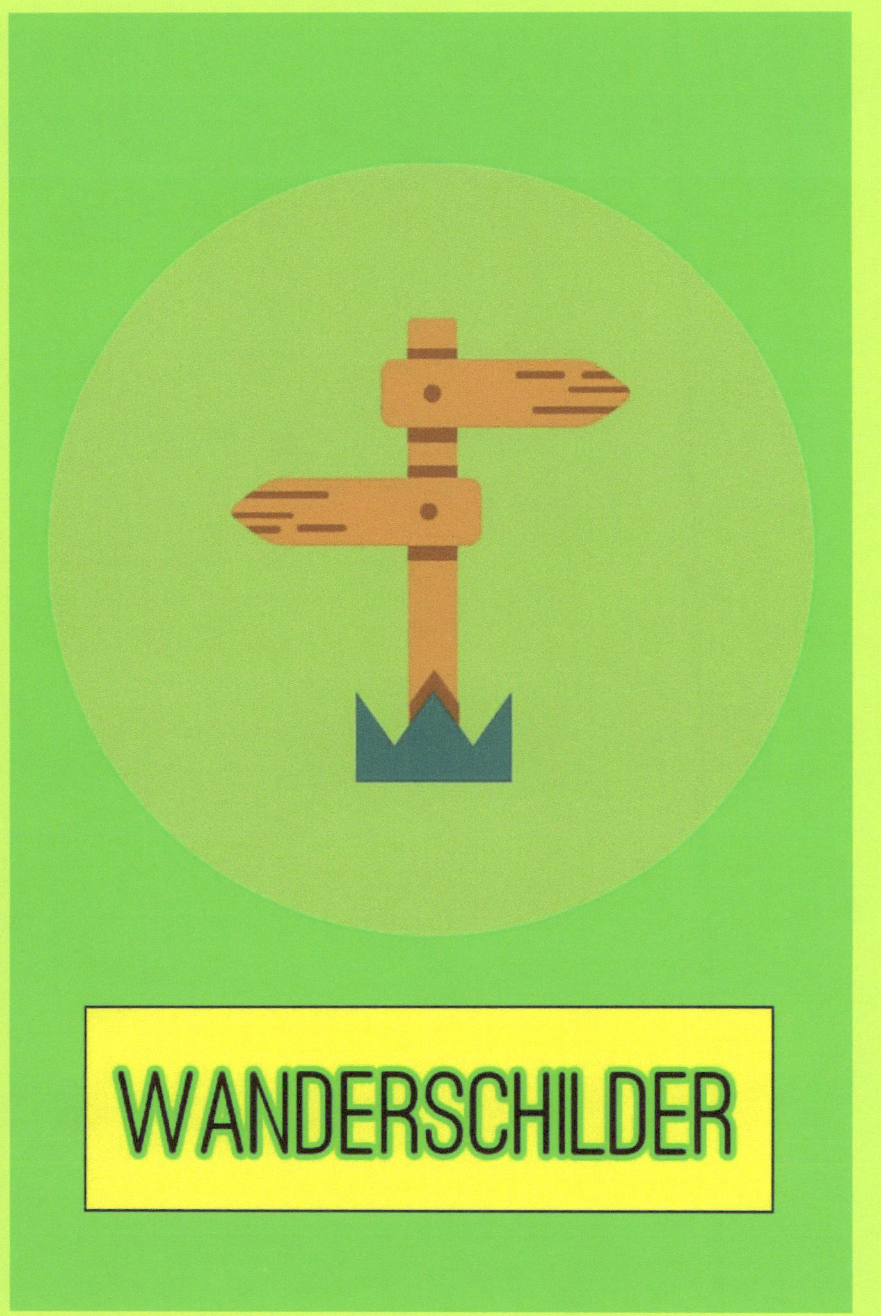

WANDERSCHILDER

SENIOREN-BINGO-SPIEL.DE

SENIOREN-BINGO-SPIEL.DE

SENIOREN-BINGO-SPIEL.DE

SENIOREN-BINGO-SPIEL.DE

SENIOREN-BINGO-SPIEL.DE

SENIOREN-BINGO-SPIEL.DE

SENIOREN-BINGO-SPIEL.DE

SENIOREN-BINGO-SPIEL.DE

SENIOREN-BINGO-SPIEL.DE

SENIOREN-BINGO-SPIEL.DE

SENIOREN-BINGO-SPIEL.DE

SENIOREN-BINGO-SPIEL.DE

SENIOREN-BINGO-SPIEL.DE

SENIOREN-BINGO-SPIEL.DE

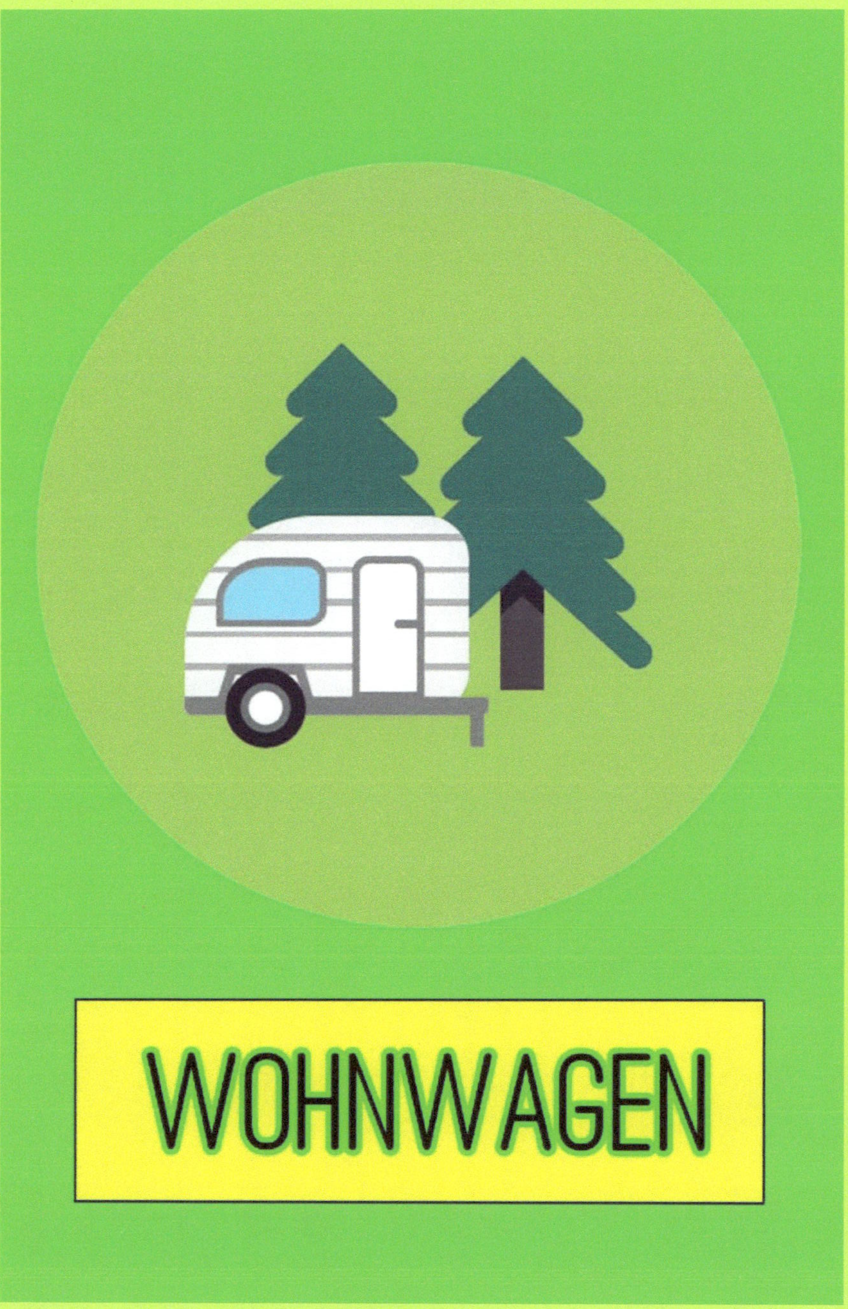
WOHNWAGEN

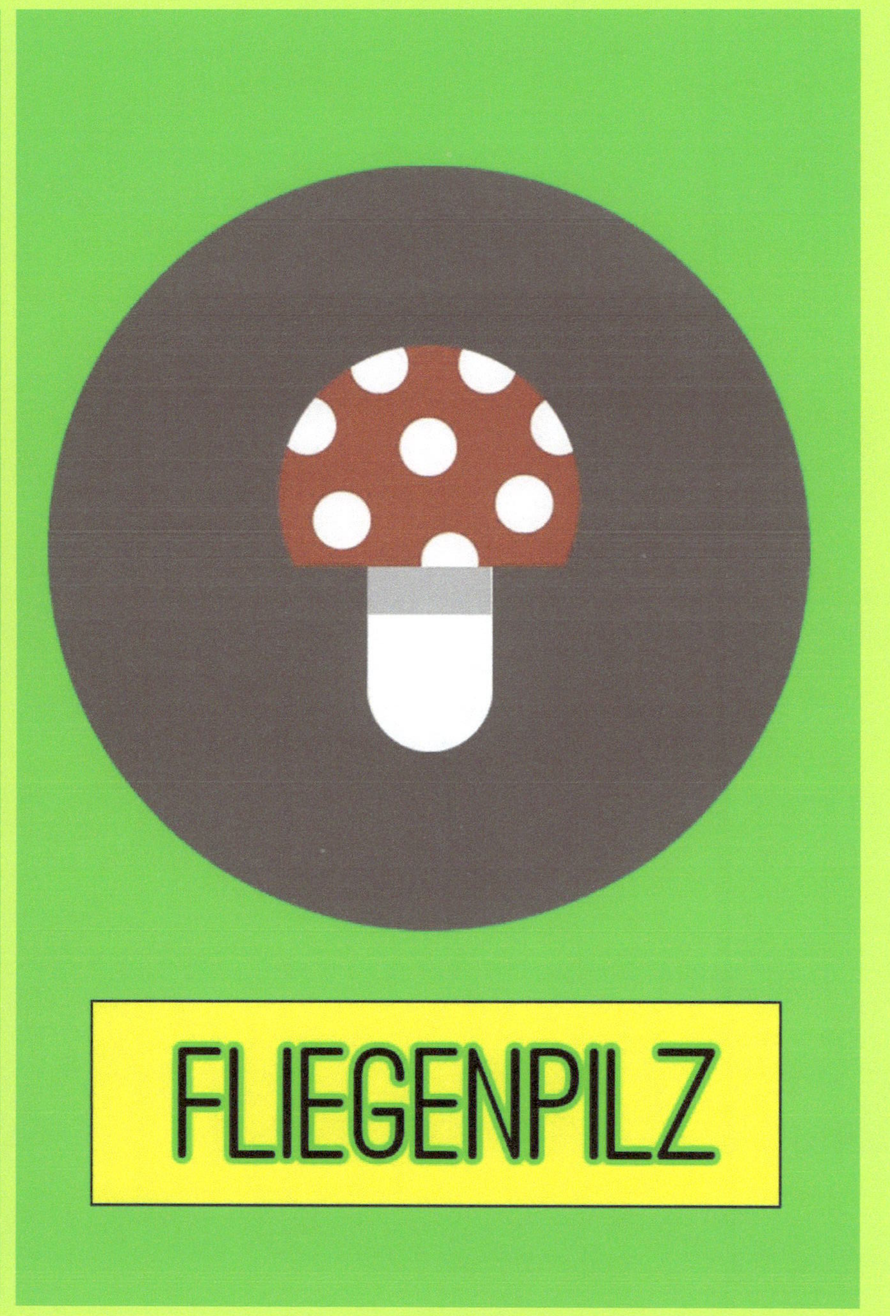
FLIEGENPILZ

SENIOREN-BINGO-SPIEL.DE

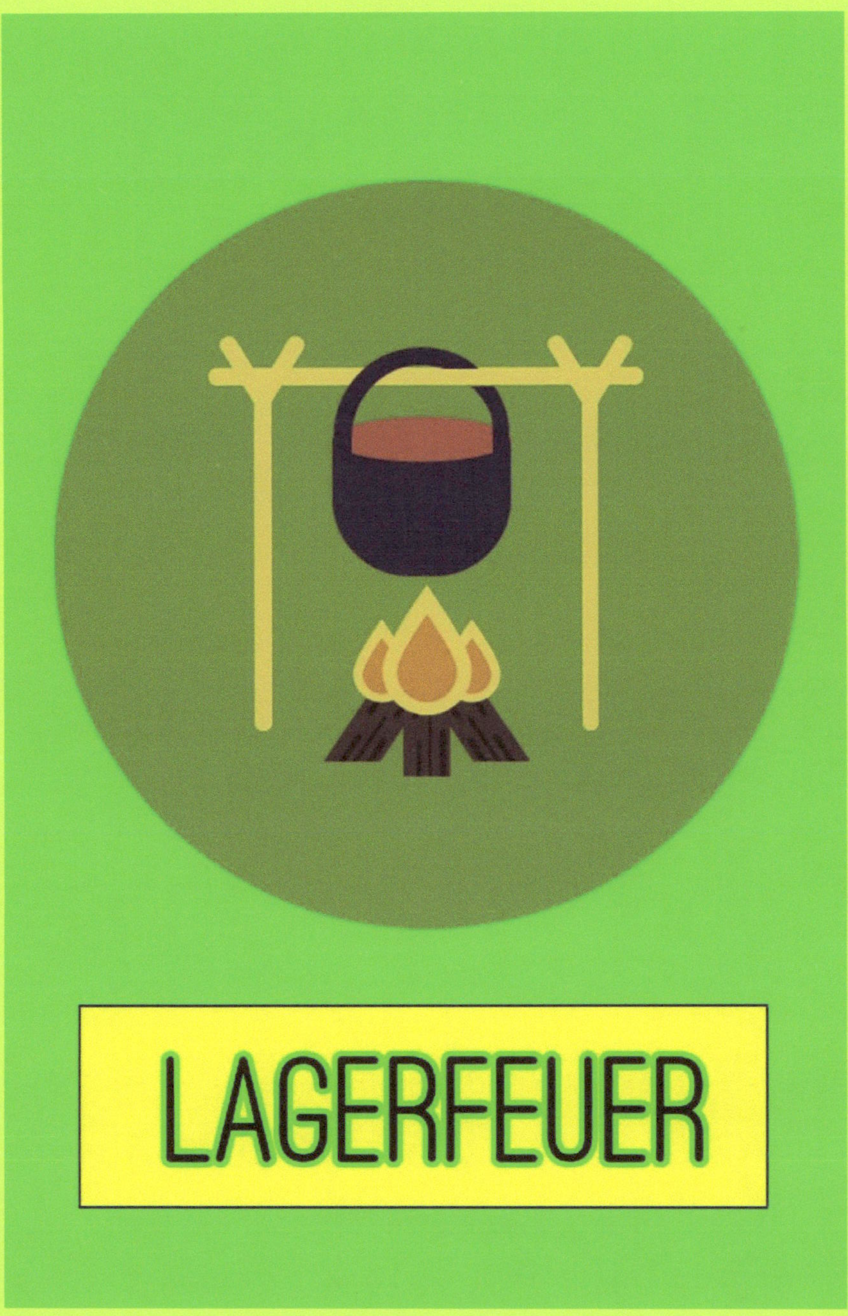
LAGERFEUER

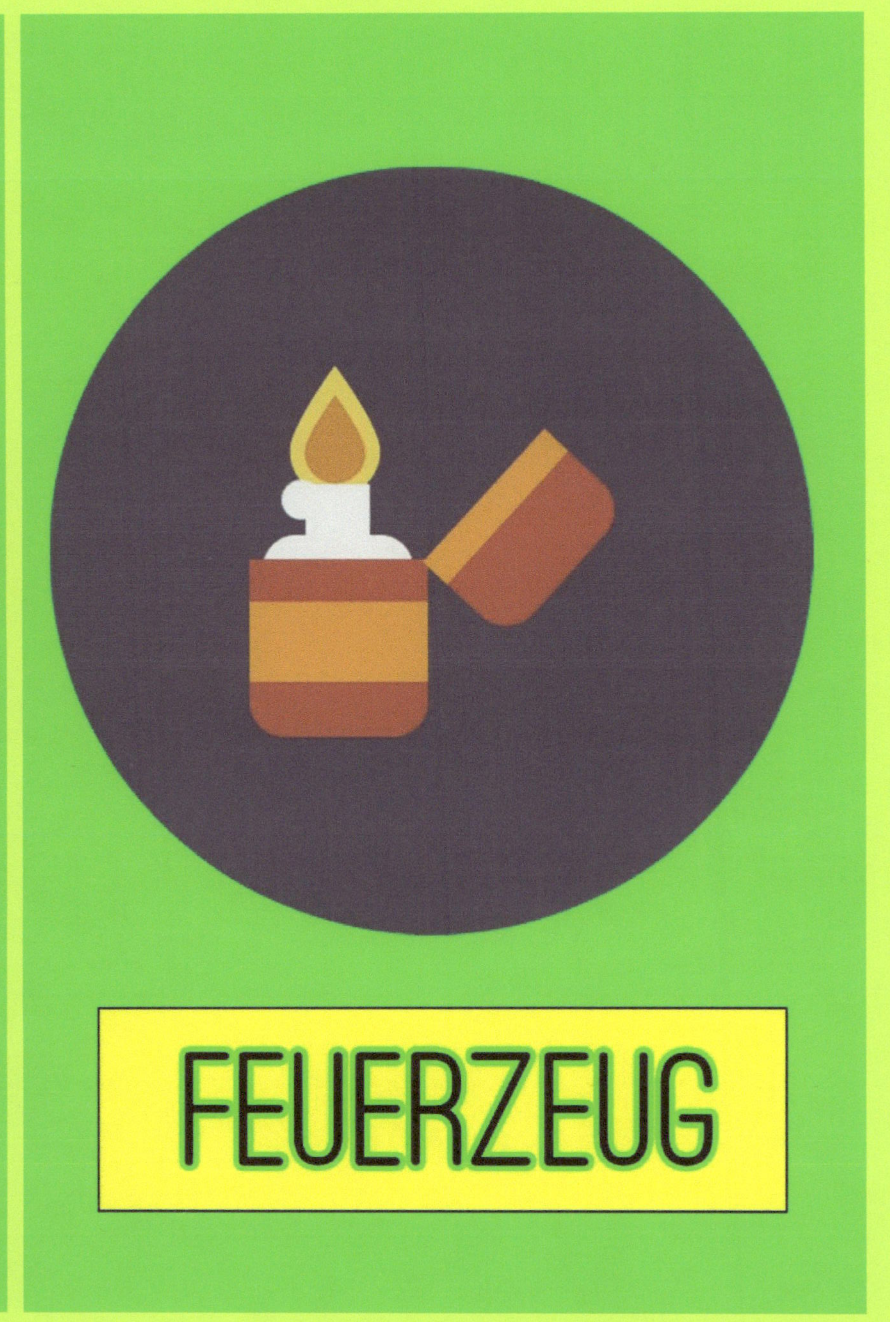
FEUERZEUG

SENIOREN-BINGO-SPIEL.DE

SENIOREN-BINGO-SPIEL.DE

SENIOREN-BINGO-SPIEL.DE

SENIOREN-BINGO-SPIEL.DE

SENIOREN-BINGO-SPIEL.DE

SENIOREN-BINGO-SPIEL.DE

SENIOREN-BINGO-SPIEL.DE

SENIOREN-BINGO-SPIEL.DE

SENIOREN-BINGO-SPIEL.DE

SENIOREN-BINGO-SPIEL.DE

SENIOREN-BINGO-SPIEL.DE

SENIOREN-BINGO-SPIEL.DE

SENIOREN-BINGO-SPIEL.DE

BINGO-KARTE

THEMA – WALDAUSFLUG

SENIOREN-BINGO
THEMA WALDAUSFLUG

SENIOREN-BINGO-SPIEL.DE

29

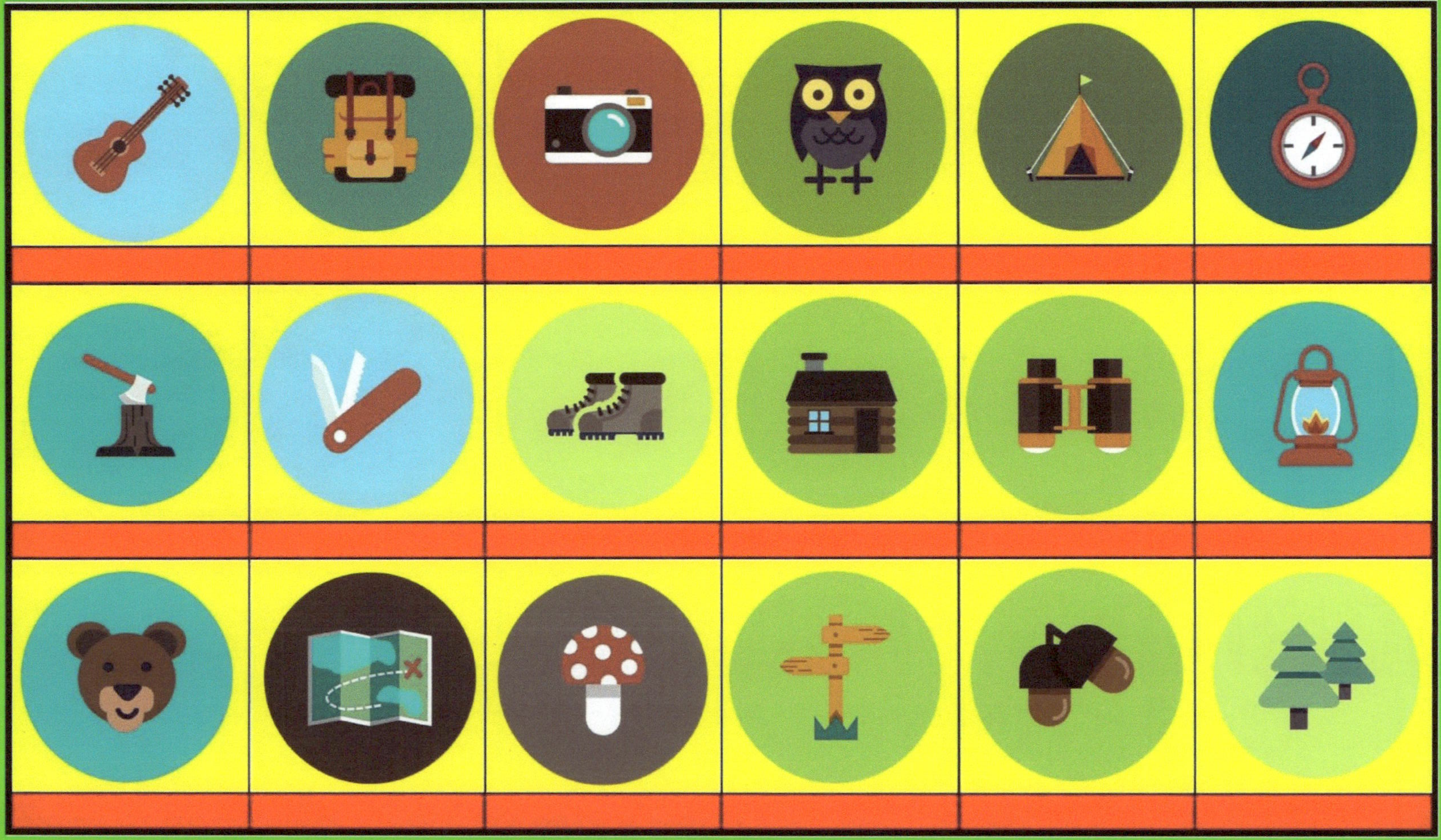

Illustration Vorderseite© envato.com/ thedighital, Illustration Rückseite „Seniorenpaar" © envato.com/masastarus

BINGO-KARTE

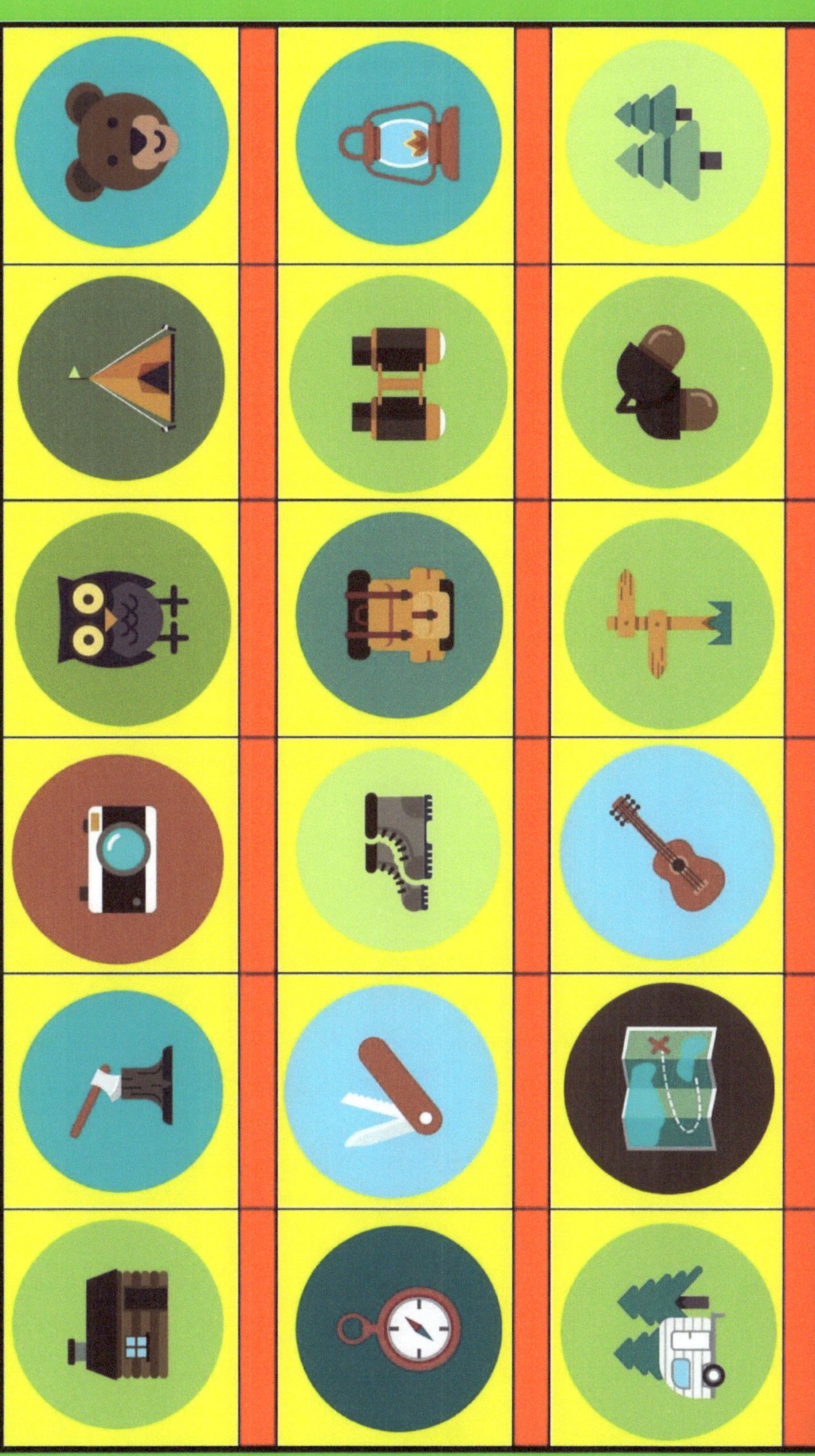

SENIOREN-BINGO
THEMA WALDAUSFLUG

SENIOREN-BINGO-SPIEL.DE

BINGO-KARTE

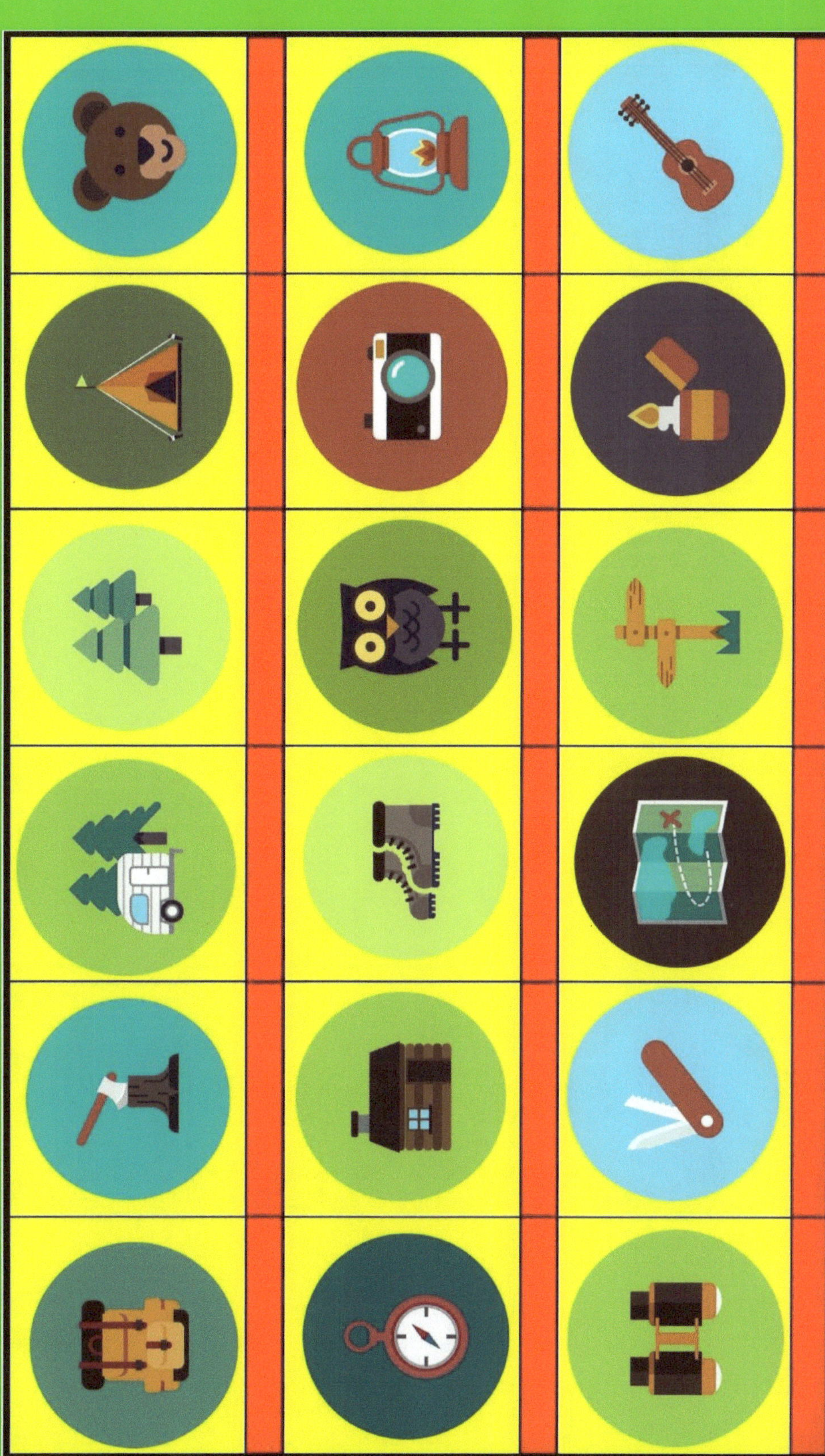

THEMA – WALDAUSFLUG

SENIOREN-BINGO
THEMA WALDAUSFLUG

SENIOREN-BINGO-SPIEL.DE

BINGO-KARTE 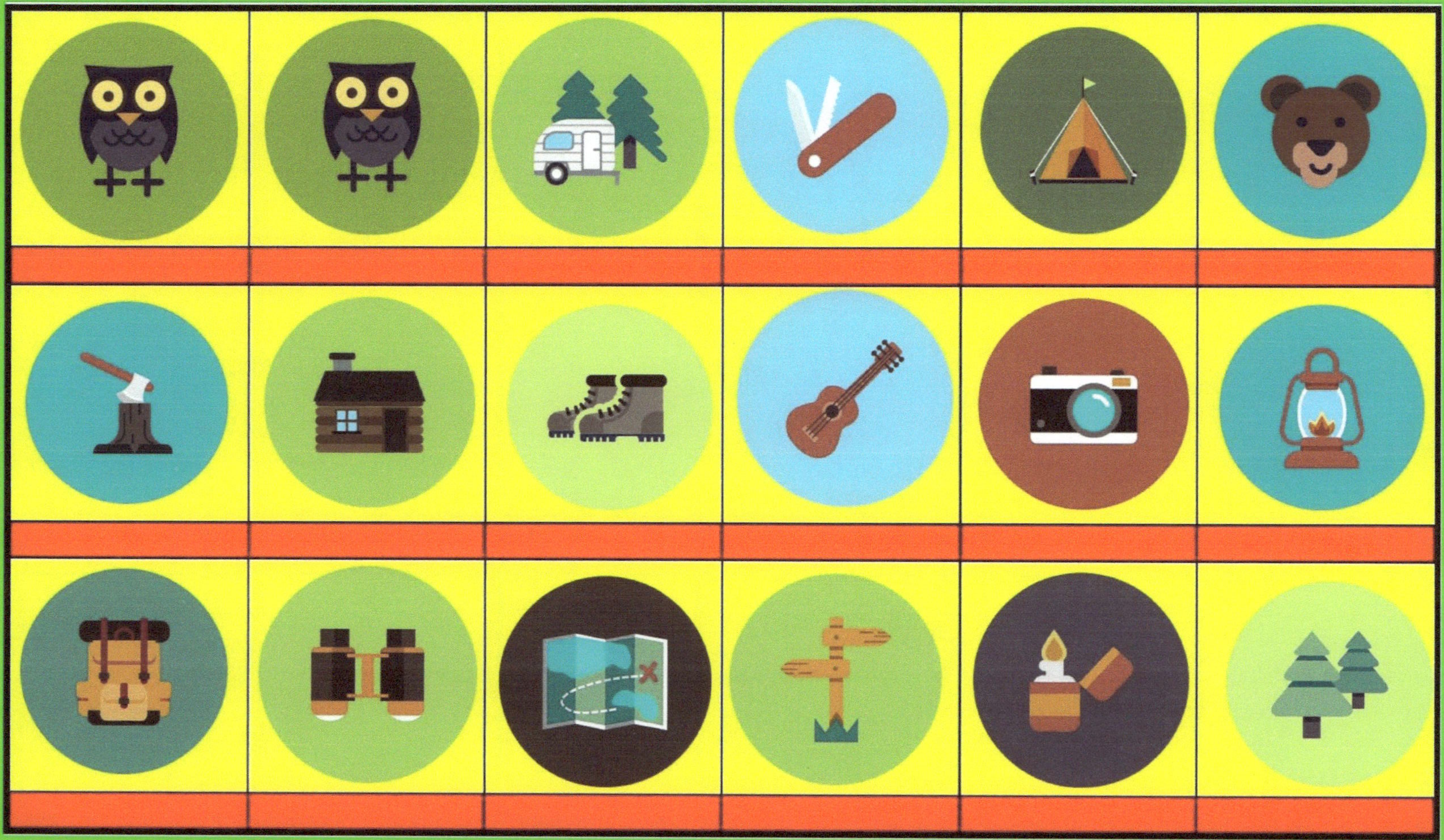
THEMA - WALDAUSFLUG

SENIOREN-BINGO
THEMA WALDAUSFLUG

SENIOREN-BINGO-SPIELE.DE

BINGO-KARTE

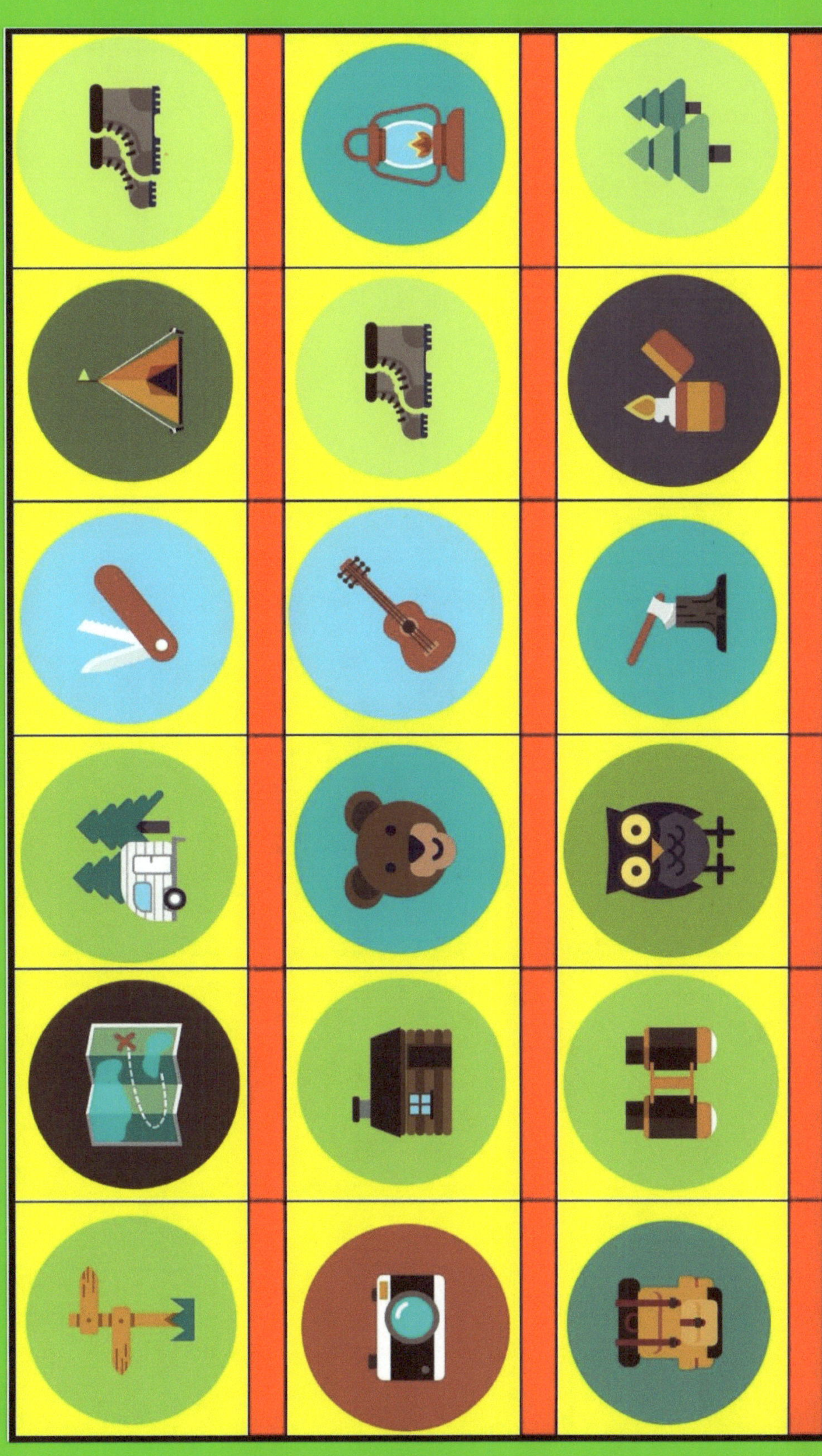

THEMA – WALDAUSFLUG

SENIOREN-BINGO
THEMA WALDAUSFLUG

SENIOREN-BINGO-SPIEL.DE

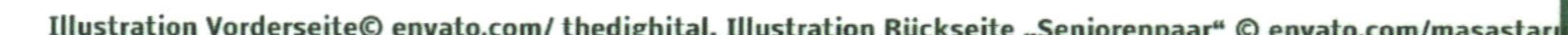

BINGO-KARTE

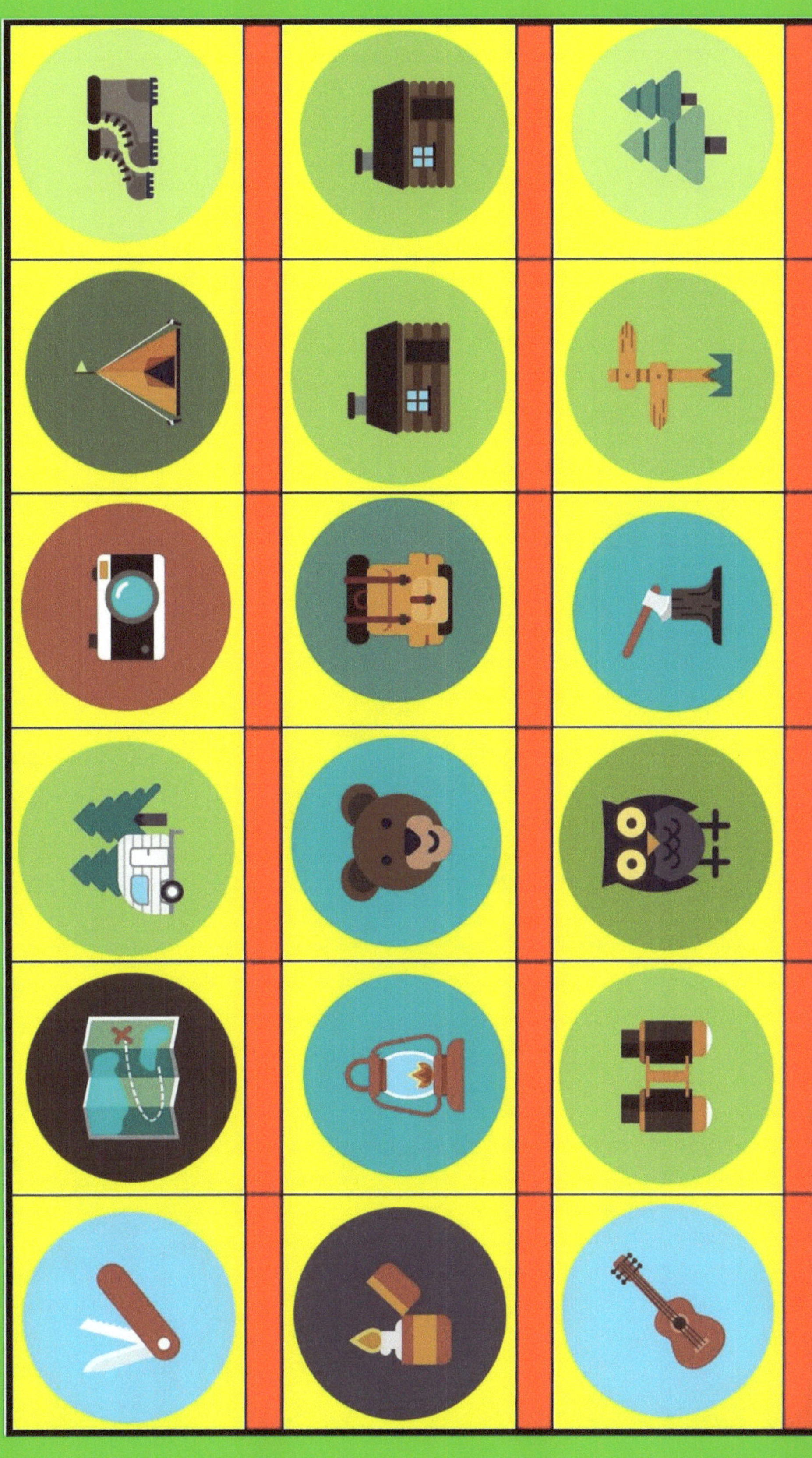

SENIOREN-BINGO
THEMA WALDAUSFLUG

SENIOREN-BINGO-SPIEL.DE

BINGO-KARTE 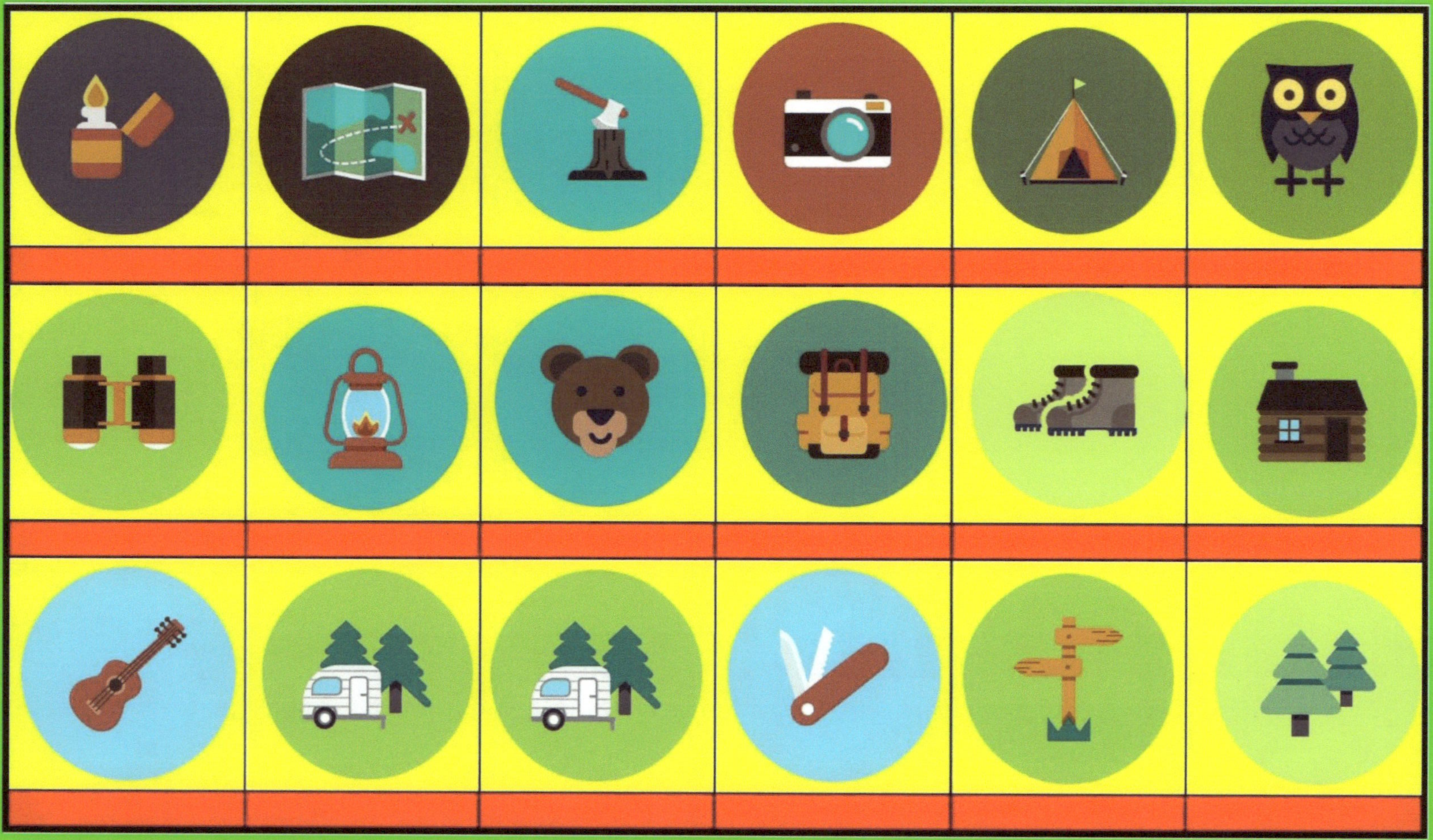
THEMA – WALDAUSFLUG

SENIOREN-BINGO
THEMA WALDAUSFLUG

SENIOREN-BINGO-SPIEL.DE

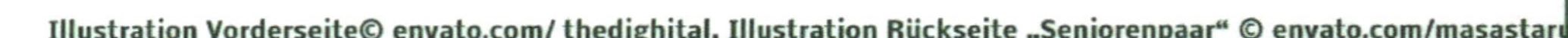

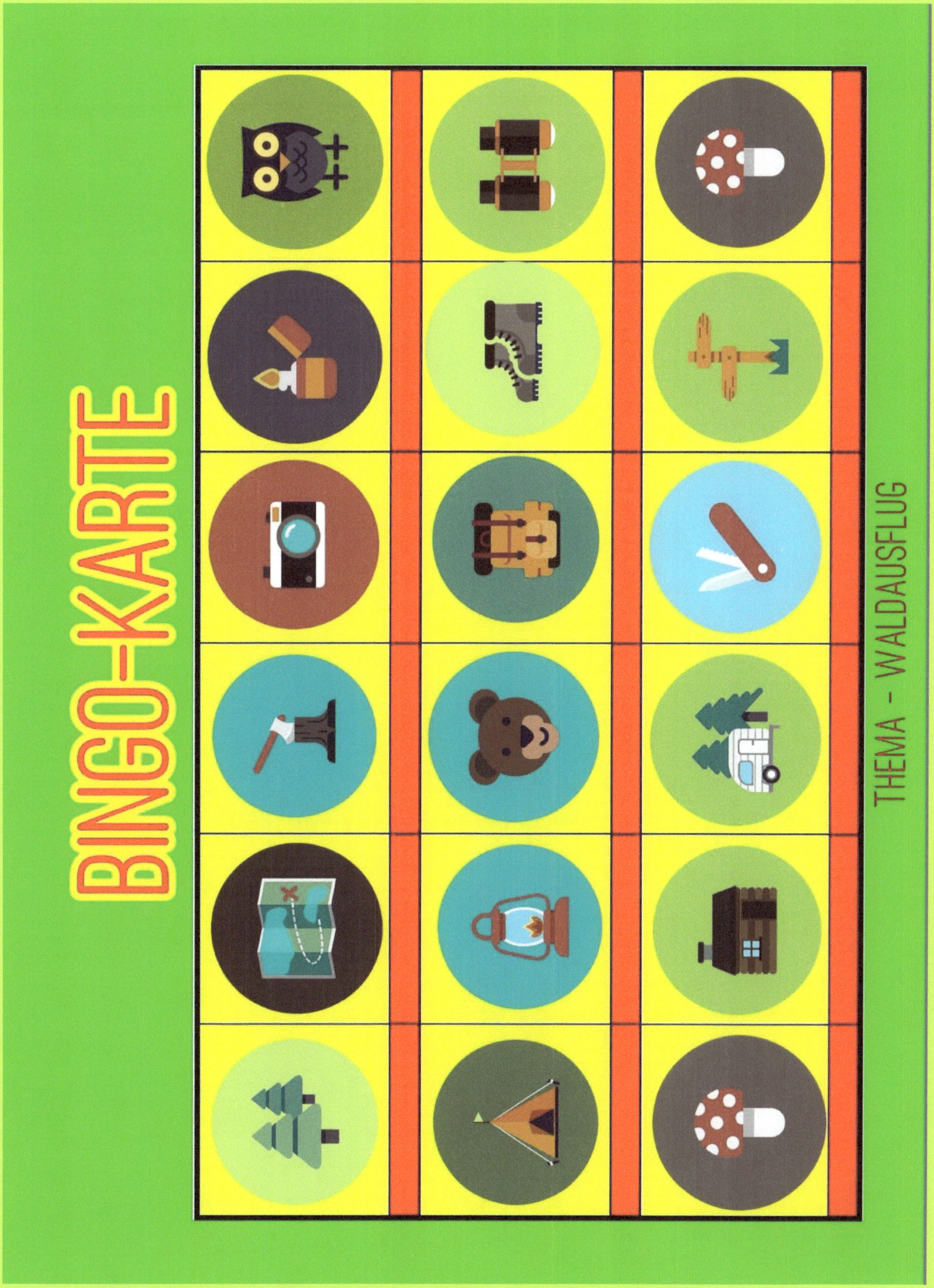

BINGO-KARTE

THEMA – WALDAUSFLUG

SENIOREN-BINGO
THEMA WALDAUSFLUG
SENIOREN-BINGO-SPIEL.DE

BINGO-KARTE
THEMA – WALDAUSFLUG

SENIOREN-BINGO
THEMA WALDAUSFLUG

SENIOREN-BINGO-SPIEL.DE

BINGO-KARTE

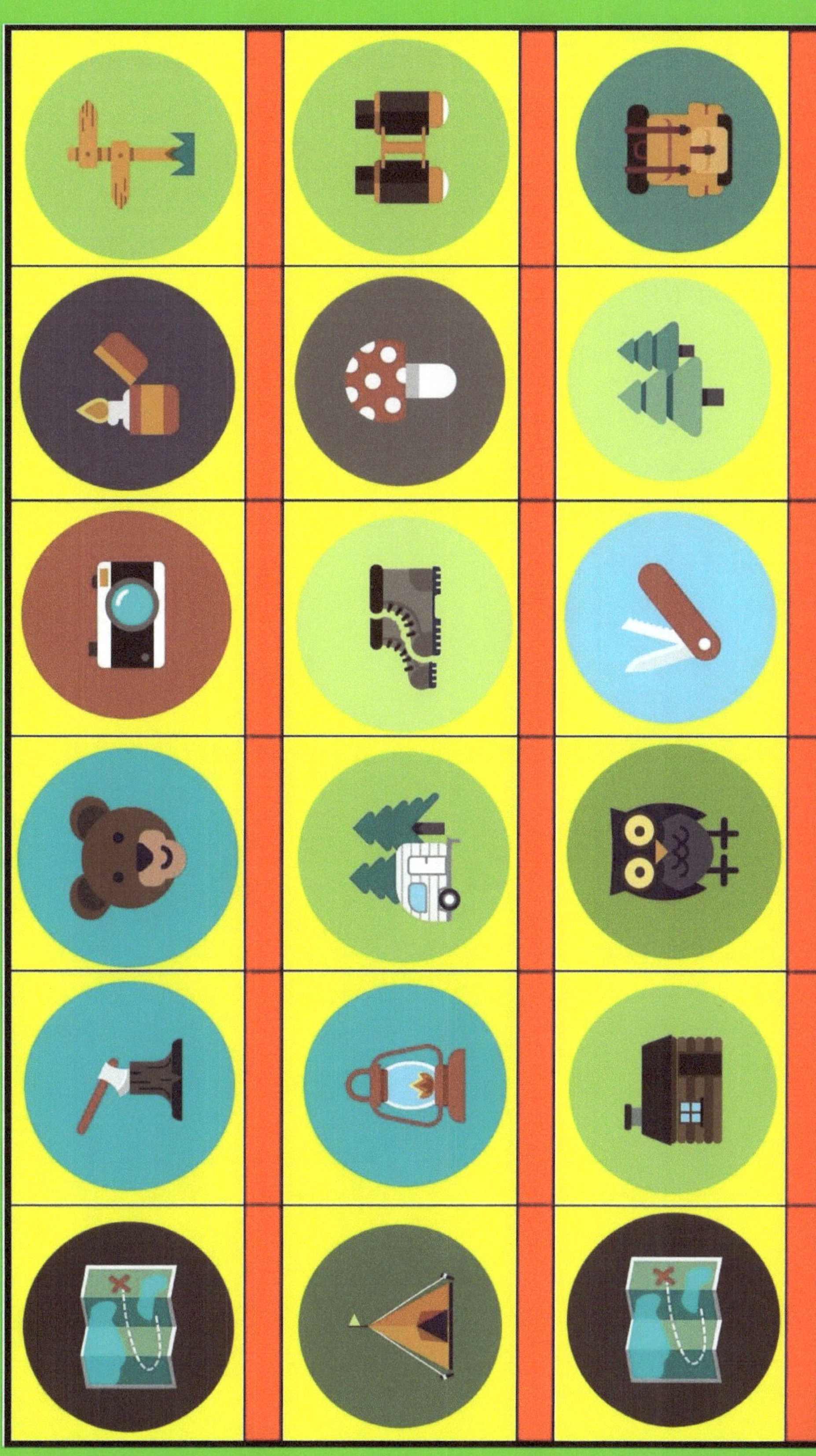

SENIOREN-BINGO
THEMA WALDAUSFLUG

SENIOREN-BINGO-SPIEL.DE

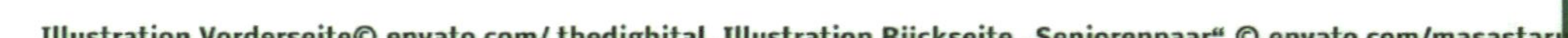

BINGO-KARTE

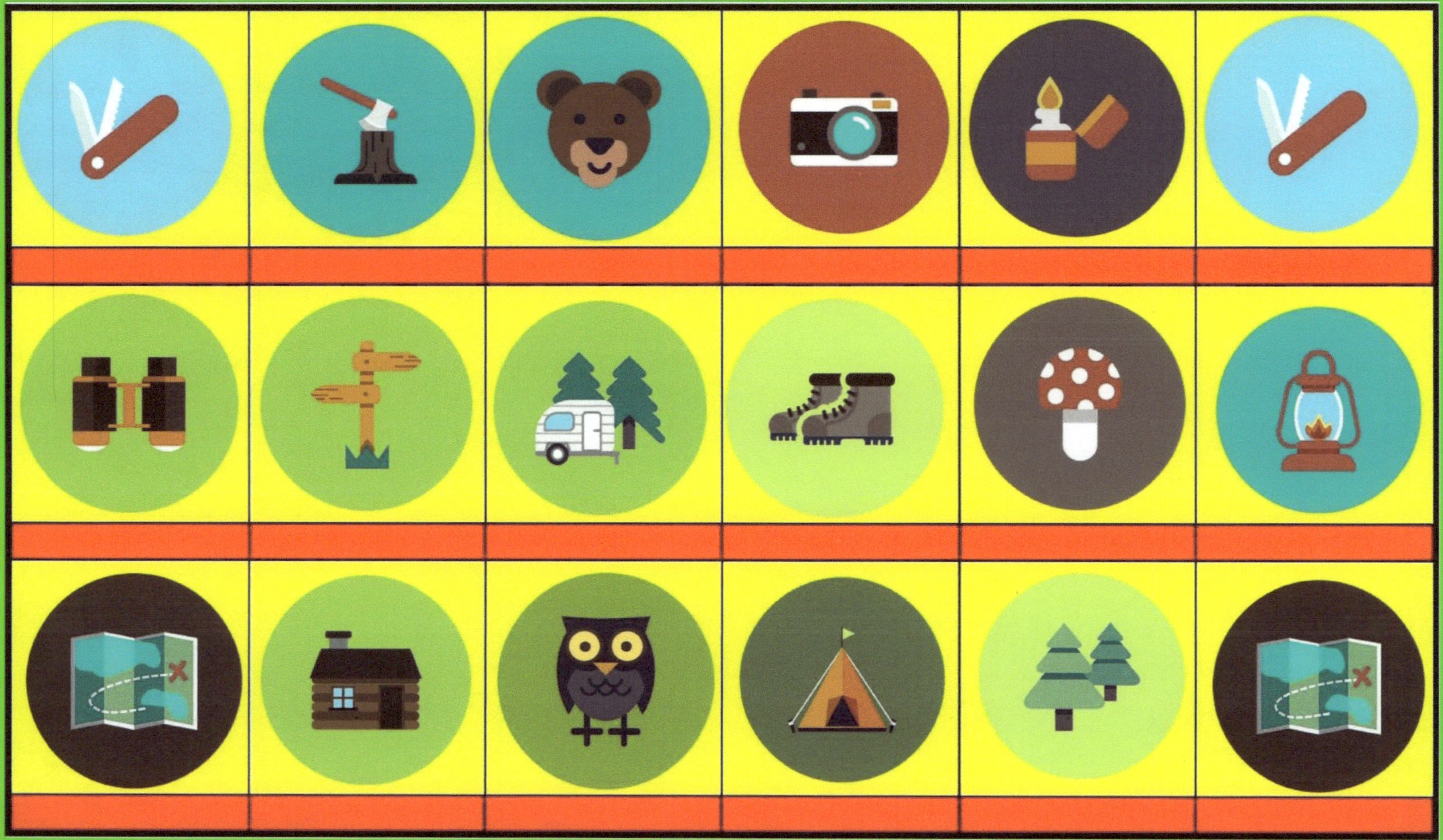

THEMA – WALDAUSFLUG

SENIOREN-BINGO
THEMA WALDAUSFLUG

SENIOREN-BINGO-SPIEL.DE

BINGO-KARTE

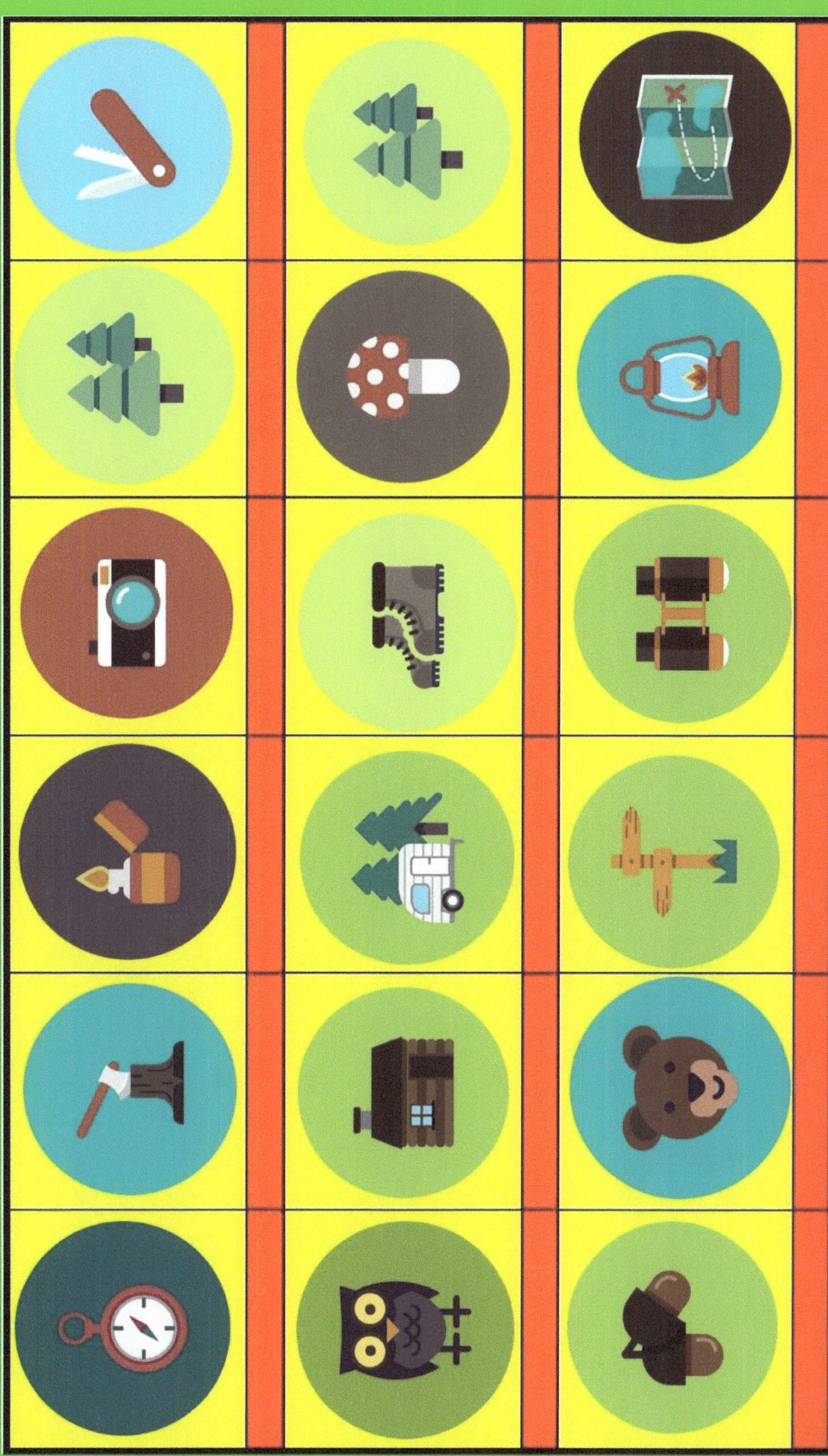

THEMA - WALDAUSFLUG

SENIOREN-BINGO
THEMA WALDAUSFLUG

SENIOREN-BINGO-SPIEL.DE

BINGO-KARTE
THEMA – WALDAUSFLUG

SENIOREN-BINGO
THEMA WALDAUSFLUG

SENIOREN-BINGO-SPIEL.DE

BINGO-KARTE 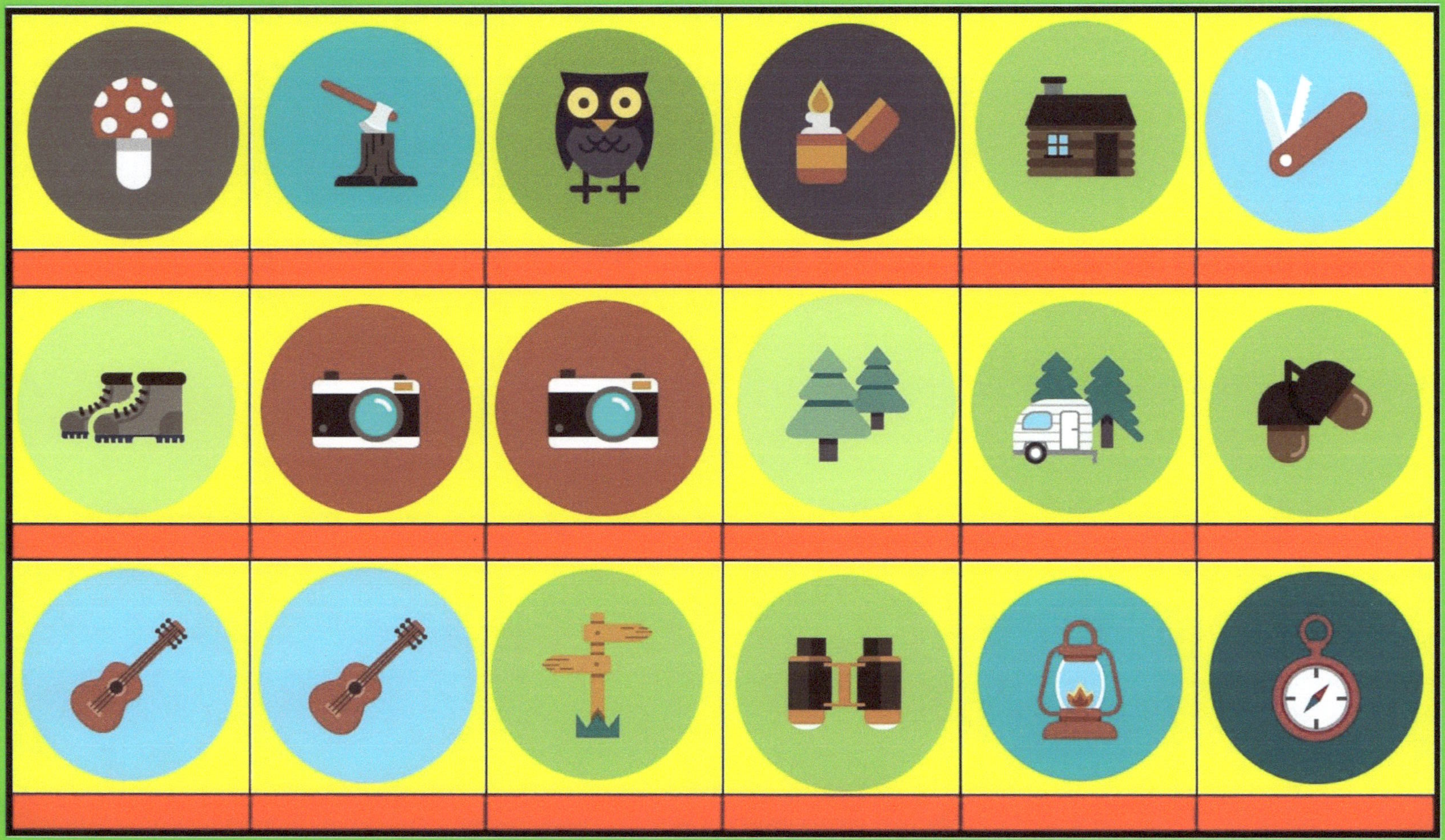
THEMA – WALDAUSFLUG

SENIOREN-BINGO
THEMA WALDAUSFLUG
SENIOREN-BINGO-SPIEL.DE

www.ingramcontent.com/pod-product-compliance
Lightning Source LLC
Chambersburg PA
CBHW040137240726
48664CB00002B/519